颅颌面与牙齿发育异常：诊断与治疗

Craniofacial and Dental Developmental Defects

Diagnosis and Management

主　编　［美］J. Timothy Wright

主　译　王小竞　隋　文

译　者　周志斐　邬礼政　陈宇江　汪璐璐

中国出版集团

世界图书出版公司

西安 北京 广州 上海

图书在版编目（CIP）数据

颅颌面与牙齿发育异常：诊断与治疗 /（美)J. 蒂莫西·赖特（ J. Timothy Wright)主编；王小竞，隋文主译 . —西安：世界图书出版西安有限公司，2016.8
书名原文：Craniofacial and Dental Developmental Defects: Diagnosis and Management
ISBN 978-7-5192-1744-0

Ⅰ .①颅…　Ⅱ .①J…　②王…　③隋…　Ⅲ .①口腔颌面部疾病 – 诊疗 ②牙 – 发育异常 – 诊疗　Ⅳ .① R78

中国版本图书馆 CIP 数据核字（2016）第 200730 号

版权贸易登记号　　25-2016-0234

颅颌面与牙齿发育异常：诊断与治疗

主　编	［美］J. Timothy Wright	
主　译	王小竞　隋　文	
责任编辑	马元怡　刘小兰	

出版发行	世界图书出版西安有限公司
地　址	西安市北大街 85 号
邮　编	710003
电　话	029-87233647（市场营销部）
	029-87234767（总编室）
传　真	029-87279675
经　销	全国各地新华书店
印　刷	陕西金和印务有限公司
开　本	787mm×1092mm　1/16
印　张	8.75
字　数	180 千字

版　次	2016 年 8 月第 1 版
印　次	2016 年 8 月第 1 次印刷
书　号	ISBN 978-7-5192-1744-0
定　价	110.00 元

☆如有印装错误，请寄回本公司更换☆

原著作者名单

J. Timothy Wright

Sylvia A. Frazier-Bowers

Heather M. Hendricks

Michael Milano

Lyndon F. Cooper

Clark M. Stanford

W. Kim Seow

Hani Nazzal

Monty S. Duggal

Luiz Pimenta

主编为中文版作序

  我非常高兴将这本由隋文博士主译的医学专著介绍给中国同行。我认识隋文博士已经超过十年，最初她是作为博士后学者来美国北卡罗来纳大学牙科学院儿童牙科中心工作，几年间她在我们中心做了大量的有关口腔遗传病的研究工作，在牙齿的发育研究中也有所发现和建树，本书由她主译非常合适。

  人类颅颌面及牙齿的发育是非常复杂和奇妙的，这一非同寻常、精准生长的过程受到分子调控、基因多样性和周围环境干扰等因素的影响。作为临床医生，我们经常面对各种各样的颅颌面及牙齿发育问题，诊断和治疗仍是一个大的挑战。本书的目的是提供一个架构体系便于对因颅颌面及牙齿发育异常而引起的疾患做出正确的诊断与治疗，并有助于及时更新诊断学知识以满足临床需求。此外，新的治疗方法的出现也必定会改变对因颅颌面及牙齿发育异常而引起疾患的诊疗方案的制定，这个发展趋势是显而易见的。因此，对因颅颌面及牙齿发育异常而引起疾患的判断及医师团队中每个成员的相互协作显得十分重要。希望这本书能够对于临床医生、在校学生有所帮助，同时让患者也能从中得益。

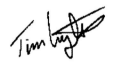

译者序（一）

中国的儿童口腔医学事业起源于 20 世纪 50 年代。早年，学科内涵较为局限，主要着眼于儿童龋病和牙髓病的防治，具有浓厚的口腔内科学色彩。近十年来，儿童口腔医学发展迅速，逐渐成为一门综合性学科。本人于 20 世纪 80 年代开始从事儿童口腔医学专业工作，在近三十年的历程中，我切身感受到了中国儿童口腔医学的发展和变化。在近十年间，随着中国经济水平的飞速发展和家长口腔保健意识的提升，越来越多的颅颌面及牙齿发育异常患儿出现在我的诊室。这些患儿，有些伴发全身系统性表现，有些具有典型的遗传病特征。在治疗方面，我们主要采取对症治疗，对疾病的认识依然有欠缺之处。对疾病的深入了解来源于正确的诊断，正确的诊断又依赖于对疾病发病特征及机制的深入认识。近年来分子生物学和基因工程组学的进步使得这一切成为可能。

近年来，越来越多年轻的口腔医生开始从事儿童口腔医学医、教、研工作，他们迫切需要了解颅颌面及牙齿发育异常相关方面的前沿进展并进行知识的更新。然而，目前国内外并无系统性归纳整理的相关著作。本人多次赴日本、美国学习工作，通过交流，了解了他们在相关领域的前沿发展，结合自己近 30 年临床工作的积累，感受颇多。因此，将颅颌面和牙齿发育异常国外最新进展和研究前沿介绍给国内的儿童口腔医生及相关学科的工作者也成为了我的一个凤愿。

J. Timothy Wright 教授主编的 *Craniofacial and Dental Developmental Defects—Diagnosis and Management* 一书由多位在业界成绩卓著的儿童口腔医学及正畸学教授共同编写。全书内容丰富，包含了大量的临床病例图片及总结归纳性表格。作者在写作时按照不同症状区分各章节，方便了读者的检索，可读性强。此外，Wright 教授不仅分门别类讲解疾病，还提供给读者相关信息的来源及拓展，指引了读者通过何种渠道去一步步解决临床中遇到的困惑，既授人以鱼，更授人以渔。初次接触这本书，我们便有了将它翻译成中文献给国内口腔工作者的愿望。

本书的出版，离不开另一位主译隋文教授的热情与付出。她曾经在原书作者所在的北卡罗来纳大学工作学习，师从 Wright 教授，对颅颌面和牙齿发育异常有着较深的理解，回国后在苏州医科大学附属儿童医院口腔科工作。正是她在本书的英文版出版以后，第一时间同原作者取得联系，并以极大的热情牵线搭桥，推荐我来带领我们的团队负责这本书的翻译工作，并在整个翻译出版过程中，给予了极大的支持。在此，我也对她表示衷心的感谢。

　　本书在翻译过程中，本着遵循原著的特点，我们尽可能将原书"原汁原味"地呈现给国内读者。对于很多综合征的疾病名称，由于缺乏合适的中文翻译，我们保留了部分英文，以方便读者进行查询和拓展相关信息。在国内的儿童口腔医学教材中，较少提及"义齿"这一概念。但本书部分章节涉及病例较为罕见和特殊，患儿后续的修复过程与成人修复相似，因此，我们也按照原书采用了"义齿"的提法。此外，目前国内口腔医学界和材料生产领域依然较多采用"粘接"的表述，但规范化的专业术语词库已用"黏结"取而代之。为遵循标准化汉语表达，本书亦采用"黏结"这一表达方式。

　　本书的参译者全部为儿童口腔医学专业工作人员和研究生。两位主译长期从事儿童口腔科的临床医疗、教学和科研工作，有着丰富的临床经验，并对颅颌面及牙齿发育异常类疾病有系统和深入的理解。翻译过程中虽然我们在忠实于原著的基础上数次校对，但依然可能存在理解的差异。在翻译过程中，特别是文字表述中难免有不妥之处，希望读者不吝赐教，以便本书再版时以更加完美的面貌对从事相关工作的口腔医生有点滴的启发作用。

2016 年 7 月于西安

译者序（二）

改革开放后，国内院校的国际交往逐渐增多，我也于2000年秋天来到美国北卡罗来纳大学牙科学院儿童齿科承担博士后工作，师从儿童齿科系主任 T. Wright 教授。T. Wright 是国际著名的儿童齿科教授，是口腔遗传病与牙齿发育研究领域的权威，当时他还任全美儿童齿科学会执行主席。在此前的电子邮箱和电话交往中他给我的印象是惜字如金、不苟言笑。但当我走进他的办公室后，我先前的判断被完全颠覆，他开朗诙谐，幽默风趣，极易相处，毫无学术权威的架子。在此后的工作中开始感受到了美国人特有的工作习惯——简单明了，认真有效。初到时他很关心我的生活，因为他无法想象一个女子为了学习会与自己的家人分开这么长时间，会来到如此遥远的国家。他带我参观医学院，介绍学校和这座城市的历史，并常常邀请我去家里做客。我很庆幸遇到一位学识很高又很风趣的老板。不过他对我的要求十分明确，查阅最新文献，提出新颖想法、改进实验方法，拿到可信数据。起初我确实不适应这种高强度的工作方式，但是半年后反而感到这种方式简单而有成效。T. Wright 教授虽是临床医生，但仍花大量时间翻阅各类相关文献，涉猎范围极广，包括胚胎发育学、遗传疾病学、分子生物学、基因诊断学、微生物学和组织工程学等发展迅猛的学科，并不断地探究与牙齿疾患关联的各种可能因素，以指导临床工作。这种"广博"的学习习惯也影响了我，大量而快速地阅读各类文献并未感到乏味，反而是有趣的，这是我在他那里学习的最大收获。T. Wright 教授与其说是我的导师，不如是一部可以随时翻阅的百科字典。同事们也常打趣为什么不编写一部书，让从事儿童齿科的医生都能分享他的知识，他总是无奈地摇摇头说没时间呀，这一晃就是十余年过去了。去年 T. Wright 教授告诉我他的关于牙齿发育疾病的专著出版了，并赠送了一本给我，他希望由我作为主译将这本书介绍到中国，这势必对中国的同行有所裨益。这本专著的篇幅并不大，但仔细阅读原文发现所涉及的学科范围极广，信息量极大，作者从更高的视野、更深的角度全面剖析颅颌面及牙齿发育疾患同全身系统疾病的密切关系，论述逐次展开、层层深入，从人类遗传学、基因诊断学等方面系统阐明了牙齿发育、生长和疾患的成因，诊断和鉴别诊断的依据及个体化精准治疗方案的设计，既有理论基础又有临床案例，对年轻医生的成长有很好的帮助。初读时可能会有些劳神费力之感，但认真读下去就会渐入佳境，喜获丰收。本书的另一可取之处在于为方便读者的进一步查新，作者细心地罗列了各类相关的网站，不仅"授人以鱼"更"授人以渔"。当我们深入研读此书时一定会感到医学的迅猛发展和及时补充知识的必要。本书会成为牙科医生必备的工具书，也是所有从事牙齿发育疾病研究人员的指南。

　　本书的另一位主译王小竞教授，现任中华口腔医学会儿童口腔医学专业委员会主任委员，第四军医大学口腔医院儿童口腔科主任。当我提出将此书翻译成中文时，她表示了极大的热忱并具体负责与中方出版社的联系、翻译工作的协调。如果没有她辛勤的努力，很难想象这本书能如此顺利地出版。此外，参加本书翻译工作的年轻医生团队牺牲了大量休息时间，为本书的出版做出了贡献。

　　由于本书涵盖的知识面广，信息量大，多涉及遗传疾病学和基因诊断学等，翻译过程中虽反复斟酌，但仍难免会有表达不够准确、翻译语句过长等不足之处，望读者谅解。本书为有志于从事口腔牙齿发育研究的年轻医生打开了一扇窗户，期盼在不久的将来会有新的发现或新的学说出现。

2016 年 7 月

目 录

颅颌面与牙齿发育异常: 内容与挑战

第一章

J. Timothy Wright

摘 要

近年来，有关颅颌面发育与牙齿健康相关疾病的病因、诊断和治疗方法的研究发展迅速，对向患者提供口腔健康维护的临床医生提出了极大的挑战。基因组学、蛋白质组学、微生物学、生物信息学等学科的快速发展也正在改变口腔医学的知识范畴。个性化医疗将提供更精确的诊断和疾病风险预测，以帮助医患双方制订最佳的预防和治疗方案。组织工程、干细胞治疗、基因治疗等技术都将在未来成为治疗颅颌面和牙齿发育异常的有效手段。本章从遗传及环境角度讲述了相关疾病的病因，同时指出了未来疾病诊断与治疗领域的发展方向。

前 言

对于提供口腔健康维护的临床医生而言，接诊大量的颅颌面和牙齿发育异常患者是一个不小的挑战。虽然有些发育异常相当常见，诊断较为容易且在治疗上也基本遵照传统治疗手段，但相当一部分颅颌面和牙齿发育异常相关疾病在诊断和后续治疗上并非如此简单。影

J. T. Wright, DDS, MS
北卡罗来纳大学牙医学院儿童口腔科 James Bawden 杰出教授
美国北卡罗来纳州 27599-7450 教堂山 Bruer Hall 228, CB #7450
e-mail: tim_wright@unc.com

响牙齿发育的因素众多，且多与环境和遗传因素有关。这些因素会进一步影响颅颌面的发育，导致一些综合征的发生。颅颌面和牙齿发育异常通常发病情况较为复杂，不同疾病患病率差异较大，因此常需要特殊的口腔健康维护。而提供最佳口腔健康维护措施的前提是对患者的基本情况和颅颌面系统有一个较为全面的认识。由于颅颌面和牙齿发育异常相关疾病通常较为复杂，因此往往是由一个团队来为患者提供口腔及全身健康维护。

目前，有许多高质量的在线资源可以协助临床医生了解最新的遗传学检测和相关诊断技术[1]。例如，可以通过在

线资源查询遗传性疾病致病基因的相关引物，根据获得的家族史并通过绘制家系图，了解致畸物数据库及许多其他用来评估颅颌面和牙齿发育异常的有用资源。在现阶段，大多数牙科学院所能提供的关于基因组和高通量遗传分析的课程较为有限，但这些新技术正在越来越多地影响着患者的健康维护[2-3]。本章内容也为读者提供了一部分有益的专业领域网站，以协助查询颅颌面和牙齿发育异常的病因及后续治疗方法，如遗传学健康专业教育国家联合体（National Coalition for Health Professional Education in Genetics, NCHPEG, 网址：http://www.nchpeg.org/dentistry/index.php），该网站同时提供了 Jackson 实验室的链接。这一在线资源所提供的内容可以帮助口腔医生了解遗传学的基本原理，学会如何评估患者的相关情况及如何翔实地收集患者家族史。如果临床医生接诊一个具有遗传性疾病临床表现但缺乏相关诊断的患者，可首先从患者的初级保健医生或遗传医生那里获取有用信息。之后，通过美国国立卫生研究院（National Institutes of Health, NIH）的网站（http://ghr.nlm.nih.gov/）获取相关资源，如针对这一疾病可以开展哪些遗传学检测，如何在患者所在区域联系到能够提供相关检测的遗传医生等。

本章节内容将对颅颌面发育异常的不同病因进行概述和分析，并讲述临床医生在做出特定诊断并明确病因后如何通过在线资源获取有益信息。后续章节将提供更为详细的关于颅颌面和牙齿发育异常相关疾病的诊断及治疗方法。

颅颌面发育异常

导致牙齿和颅颌面发育异常的病因较多，包括环境因素、遗传因素及两者相互作用等。随着学者对发育异常病因和发病机制认识的不断发展，越来越多的在线资源可以为临床医生提供有价值的访问数据和最新信息。成千上万种因素可能导致人体遗传物质发生改变，引起改变的原因主要包括染色体数目和结构的变化、基因突变和（或）线粒体 DNA 的改变。染色体出现变异的概率约为 1/250（March of Dimes，网址 http://www.marchofdimes.com/；疾病控制中心，网址：http://www.cdc.gov/ncbddd/birthdefect/data.html），同时，每 33 个在美国出生的婴儿中，就有 1 个可能会发生出生缺陷[4]。较常见的染色体异常包括 Down 综合征（唐氏综合征，约 1/750 患者与 21 号染色体密切相关）、克氏综合征（1/750 男性患者与 XXY 性染色体突变相关）、特纳综合征（1/3500 女性患者只有一个 X 染色体），表 1.1 列举了近 8000 种遗传类型及学者初步认为或确认的同其相关的遗传模式[5]。多数颅颌面发育异常与染色体变异和孟德尔性状改变相关。这些发育异常表现多样，包括唇腭裂、颅缝早闭、半侧颜面萎缩和血管畸形等。因为许多颅颌面发育异常同系统性疾病密切相关，因此对于口腔医生而言，了解不同发育异常的相关临床表型尤为重要。如果一个颅颌面和牙齿发育异常患者在初次就诊时就能够被鉴别，那么其他学科医生或遗传学医生将能更有效地对疾病做出进一步评估。例如，Down 综合征患者（OMIM #190685）不仅表现为牙齿缺失（出现于约 40% 的病例），而且罹患牙周病的风险也会相应增加。此外，这类患者通常还会出现心血管系统异常（出现于约 40% 的病例），其较之于常人出现急性淋巴细胞白血病和甲状腺功能异常的风

表 1.1 2014 年 6 月 OMIM* 所记载的孟德尔遗传性疾病

OMIM 条目	常染色体	X 染色体连锁	Y 染色体连锁	线粒体	合计
已知分子机制的表型	3814	285	4	28	4131
未知分子机制的表型	1562	134	5	0	1701
可能具有遗传特性的表型	1738	115	2	0	1855
	7114	534	11	28	7687

*OMIM：人类孟德尔遗传在线

险更高（20%~50%）[6]。因此，了解患者牙齿和颅颌面状况及其潜在的相关危险因素必不可少，该过程可以给患者提供最佳和最全面的医疗保健。本书还提供了很多牙齿及颅颌面表型与全身系统健康相互作用的病例。

除了遗传因素，许多环境因素同样可以导致颅颌面发育异常。多种致畸因素可引起颅颌面表型发生变化，包括酒精、顺式维 A 酸、抗代谢药（氨甲蝶呤）、缺氧、电离辐射或高温应激[7]。美国疾病控制中心（The Center for Disease Control, CDC）和其他相关机构提供了大量与致畸因素与出生缺陷相关的信息。CDC 报告指出，在过去的几十年中，有 50% 的孕妇服用过 4 种及以上的药物；此外，在怀孕过程中出现这一现象的孕妇数量及服用的药物种类仍然呈上升趋势（http://www.cdc.gov/pregnancy/features/medusepregnancy-keyfindings.html）[8]。

导致出生缺陷的原因较为多样，出生缺陷将继续成为导致颅颌面和牙齿发育异常的主要原因[9]。针对目前颅颌面和牙齿发育异常多样的临床表型，需要不同临床医疗团队提供个体化医疗、心理和口腔健康维护以满足患者的需求。通常某一疾病的临床表型越多，需要提供专业知识和协助的专业团队就越多，典型案例便是唇腭裂治疗团队（见第八章），不同的医疗团队协同配合来解决伴随疾病发生发展所产生的多种

问题[10]。专业人员之间的交流将直接决定一个发育异常患者是否能够被社区保健医生及时发现，学科之间的交流还将有助于患者获得及时、准确的诊断；同时有助于在医疗保健过程中给患者提供更高的治疗效率及治疗成功率。

牙齿发育异常

发育异常可影响牙齿形成的方方面面，包括形态、颜色、大小、数目、结构、萌出、脱落等。胎儿在子宫内第 6 周时牙齿开始发育，口腔上皮细胞内陷形成牙胚。调节口腔外胚层和外胚间充质相互交通及分子信号通路关联的分子调节机制极其复杂，这些调节机制将影响细胞的分化、细胞外基质的形成、牙齿的矿化和萌出[11-12]。研究证实，有超过 10 000 种基因参与了人类牙齿的发生发展过程。牙胚的形成通常需要数月到数年的时间，之后需要很多年才能形成乳牙列和恒牙列[13]。考虑到牙列形成时复杂的发育过程和较长的持续时间，学者也就不会对不同作用环境和遗传条件下牙齿异常和表型的差异感到意外[14-15]。

牙齿发育异常确切的疾病种类尚不明确，但可以肯定的是，目前文献已经报道的疾病大约可达数百种。就在不久之前，一种被称为磨牙 - 切牙形态异常（molar incisor malformation, MIM）的疾病刚被报道，该疾病患者常可观察到第

一恒磨牙发育异常，有时也会累及切牙[16-17]。在该疾病中，第一恒磨牙髓腔壁较薄，牙根形成异常，现阶段其病因及发病率均不明确（图1.1）。目前已知多种遗传和环境因素同牙齿数目发育异常相关（过多或过少）。病史采集过程中可以发现，某些患者的病史即可提示可能的致病原因，如罹患癌症的儿童患者在牙齿发育早期接受了广泛的头颈部放疗和（或）化疗[18]。而在另外一些先天缺牙病例中，病因则难以捉摸，采集病史及家族史均无法判断可能的致病因素。已有研究表明，先天缺牙可能以综合征的形式发生，也可能以非综合征的形式发生，本书第三章和第四章将对此展开讨论。

如本书第六章和第七章所述，牙齿在发育过程中可出现牙釉质和（或）牙本质组成和（或）结构的异常。这些异常在现今社会不仅影响口腔颌面部的美观，甚至对患者心理健康产生不良影响[19]。治疗通常从第一颗乳牙萌出即开始，并持续牙齿发育的整个阶段。此外，临床还可见牙冠正常形成但牙齿无法萌出（见第二章）或牙齿正常萌出但过早脱落的情况（见第三章）。每一种临床表现都为口腔医生提供了重要的诊断线索，同时也需要具有针对性的治疗方法。不同种类的发育异常通常需要由来自不同领域的专业口腔医疗专家组成团队来为患者终身提供最佳的口腔健康维护。

利用有用的数据库获取信息

目前，许多优秀的在线资源可以为临床医生提供大量关于颅颌面及遗传性发育异常的有益信息。这些可用的信息均可通过互联网上不同类型的网站获得，其中一些网站是由美国国家生物技术信息中心（National Center for Biotechnology Information, NCBI）主办。NCBI是美国国立医学图书馆（National Library of Medicine）的分支机构，成立于1988年，它创建了用于存储和分析分子生物学、生物化学和遗传学信息的自动化系统供研究和医疗人员使用。NCBI创建的一个非常受欢迎的网站即为人类孟德尔遗传在线 (OMIM, 网址：http://www.ncbi.nlm.gov/omim/)。该网站总结了各种发育异常的临床特点、治疗预后、遗传学信息，并直接与PubMed

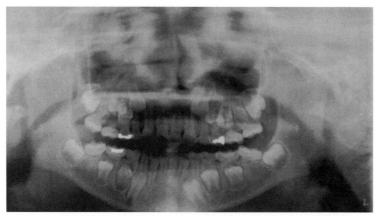

图1.1 患者因磨牙形态异常考虑患有磨牙–切牙形态异常。从全口曲面断层片中可以清楚看出第二乳磨牙、第一恒磨牙和上颌恒切牙均出现异常

链接。每一种发育异常均绑定一个特定的 OMIM 号，以帮助医生和学者更便利地访问数据库。例如，Down 综合征为 OMIM #190685。临床医生可通过该 OMIM 号查询此遗传性疾病的临床特点和最新研究动态。本书作者在后续章节中尽可能提供了每种疾病的 OMIM 号以方便读者查询更多的信息，从而更好地做出临床诊断，并处理患者相应的口腔健康需求。

一些从事健康维护的家庭支持机构经常会为口腔从业者和不同家庭提供非常有益的信息。目前甚至已经有同罕见病相关的健康维护家庭支持机构。这些组织建立了丰富的信息化网站。相关网站可以提供的信息包括疾病的诊断、口腔治疗及疾病诊断治疗相关的最新研究进展。这些机构包括外胚叶发育不全基金会（National Foundation for Ectodermal Dysplasias）、成骨不全基金会（Osteogenesis Imperfecta Foundation）、美国国家 Down 综合征协会（National Down Syndrome Society）、美国腭裂基金会（Cleft Palate Foundation）等。此外，还可通过由 NIH（美国国立卫生研究院）的罕见病研究所（Office of Rare Disease Research）创立的网站（http://rarediseases.info.nih.gov/）获取同罕见病相关的准确的信息资源。

◆ 家族史采集

准确的家族史采集是获得精确诊断信息的关键第一步，只有获得准确的家族史，才能同医疗团队配合，更好地开展治疗或将患者转诊给合适的专科医生[20]。家族史提供的重要信息可帮助临床医生判断牙齿和颅颌面发育异常是否同环境等因素相关。许多医疗组织〔如美国临床肿瘤学会（American Society of Clinical Oncology）、美国遗传咨询学会（National Society of Genetic Counselors）、美国医学协会（American Medical Association）等〕建议家族史的采集至少需要贯穿三代家庭成员，并仔细评估家庭成员现有的口腔及颅颌面状况。家族史所提供的信息是评估咨询者健康状况和罹患某种疾病（包括从癌症到龋齿的所有疾病）风险的基础。构建家系图是系统采集家族史较为有效的方式，它可以系统记录并理清家族成员之间的内在关系。同样，有众多的在线资源可以提供如何收集家庭史和构建家系图的教程（http://www.geneticseducation.nhs.uk/mededu/identifying-those-at-risk/taking-a-gentic-family-history）。此外，美国卫生服务部（US Department of Health and Human Services）所创立的网站也可以帮助临床医生进行家族史采集（http://www.hhs.gov/familyhistory/portrait/）。询问患者是否有家族性或遗传性牙齿或系统性疾病等同样有助于评估患者的健康状况。在家族史采集过程中，需要特别关注一些涉及特殊牙齿表型（如是否有缺牙、釉质缺损等）的问题，并且在构建家系图的整个过程中，相关问题均不能被忽略。

例如，一个 18 月龄的幼儿在无外伤史的情况下出现牙齿脱落，此时就应当询问孩子的兄弟姐妹、父母、祖父母是否也有类似症状。在该病例中，医生由父母处获知患儿姐姐无牙齿问题，但患儿的父亲和奶奶有类似的牙齿早脱病史。呈现这个家族史的最有效方法是描绘该家族的系谱图（图 1.2）。利用计算机程序通过绘制正方形和圆形即可很容易地绘制家系图。在该病例中，家系图提示该家族早期牙齿缺失情况具有一定的遗传性，男性 – 男性和女性 – 男性

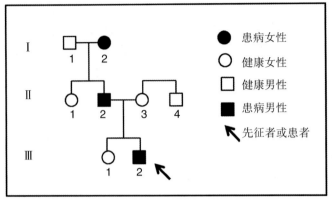

图 1.2   口腔临床医生应当熟练掌握通过描画系谱图这一方式记录
患者家族史。如本病例可见，该疾病在这个家族中呈常染色体显性
遗传

的遗传模式提示该疾病为常染色体显性遗传。家族史为后续开展风险评估、进行遗传学检测并做出最终确切诊断提供了重要信息。

采集家族史为疾病的风险评估和诊断提供了宝贵信息，同时这一过程也增进了临床医生同患儿家庭之间相互信任的合作关系。采集患者的家庭史有利于帮助他们了解疾病的发生原因，并知晓可能的诊断及预后。当患者的临床表型和家族史均被确定后，影响颅颌面和牙齿发育的遗传因素将会在整个疾病治疗和维护过程中得到动态的干预。

新兴的治疗方法

目前，针对多种颅颌面和牙齿发育异常类型出现了许多新兴的治疗方法。设计新的蛋白来代替受损基因、干细胞治疗、组织工程、基因治疗等生物技术被越来越多的临床学者所接纳。例如，学者们正在努力通过多种手段实现牙髓再生[21]，其中的一种手段是将牙髓干细胞复合体置于生物可降解支架上，在这个微环境中给予牙本质来源形成因子的

作用。在这些条件下，干细胞可以产生类牙髓样组织并形成新的牙本质[22]。

干细胞技术也被广泛应用于颅颌面异常的治疗。由于存在组织不同和缺陷程度差异，想要利用该技术实现成功的治疗尚有诸多挑战。然而，在牙周再生和牙槽骨增量的研究领域内，该技术显示出良好的应用前景[23]。自体骨移植和现有的传统治疗方法在治疗大型颅颌面骨缺损方面限制较多。创新的支架材料设计，加上以干细胞为基础的治疗和生长因子的促进作用为颅颌面异常的修复提供了新的思路，这些技术终将提高临床医生有效治疗疾病的能力[24-25]。

随着学者对基因及其编码蛋白认识的不断加深，加之目前拥有的设计和重建蛋白结构的能力，未来潜在的治疗新方法还将越来越多。一个非常令人惊奇的例子是 X 染色体连锁少汗型外胚叶发育不全（X-linked hypohidrotic ectodermal dysplasia, XHED）患者设计替代蛋白。男性 XHED 患者通常头发稀疏，出汗能力降低，牙齿数目减少。*EDA1* 基因编码了外胚叶相关蛋白，该基因的突变可导致 XHED。学者在 *EDA1* 基因突变的小鼠和犬中进行了蛋

白置换的实验和检测[26-27]。无论是在出生前还是出生后注射相关蛋白均能够促进形成正常牙列[28]。这种治疗方法现在正在进行Ⅱ期临床试验。除此之外，细胞治疗、器官培养等其他方法也显示出较好的应用前景，并正在动物模型中进行验证。要想追踪查询相关疾病临床试验的开展情况，读者可以搜索NIH临床试验网站（http://www.clinicaltrials.gov/）。

随着人类基因组序列在2003年被公布，发育异常的治疗取得了重大突破。今天，强大的诊断技术将继续推动学者去探寻个体的基因组及其通过表观遗传学改变被修饰的方式。首次进行的人类基因组测序的预估费用约为30亿美元，但现在整个人体基因组测序的花费仅为数千元。不仅成本大大降低，而且测试人体基因组序列所需的时间也显著减少[29]。该技术和其他进展突破将如何改变人类健康维护的方式目前并不清

楚，但可以确定的是，由于这些进步，个性化医疗保健的普及得到了强有力的推动。笔者相信，随着医疗保健领域的持续发展，颅颌面和牙齿发育异常的诊断及治疗方法也将得到不断改进。

个体化口腔健康维护

在过去的150年间，医学逐渐成为一门以科学为基础的学科，生殖理论、化学、生物学、病理学的发展推动了医学的进步。在21世纪初，基因组学、蛋白质组学、微生物组学、代谢组学等学科发生了巨大变革，使得医生能够较之于以往更清晰地理解健康和疾病的基本机制，并更为有效地预测疾病预后（图1.3）。临床医生通过了解患者的病情、特异的表型，以及牙齿和颅颌面组织结构特点来协助患者更好地维护口

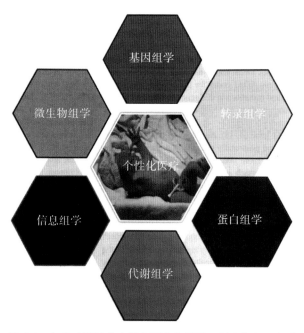

图1.3 各种来源的信息进行汇总分析后可影响临床医生对患者健康及疾病风险状况的评估，从而更好地协助维护患者的口腔健康

腔健康。众所周知，每一位患者都有其最适合的内容迥异的预防、管理和治疗方法，只有通过这种个体化健康维护，才能实现最佳的口腔健康状态。个性化医疗保健的理念在医学发展史上具有重大影响，许多疾病均被证实同遗传因素相关，如糖尿病、癌症和心血管疾病。个体化医疗保健的实施已经在癌症的诊断和治疗方面取得了广泛的进步。个体化医疗保健可以帮助临床医生了解肿瘤的基因型或基因突变类型，从而选择更为适宜的治疗手段。个体化口腔健康维护尚处于起步阶段，目前关于这方面的文献资料较少[30-31]。但随着越来越多个体的全基因组数据被采集和整理，学者将更容易理解基因和不同健康状况的关系，以及相关危险因素和疾病发病之间的关系，从而更好地应用这些信息提高诊断和治疗患者的能力。通过掌握影响颅颌面发育的遗传知识，临床从业人员将能更好地识别相关疾病的危险因素并对遗传性疾病做出更为准确的诊断。大量研究已经证实，大部分影响口腔健康的疾病均有一定的遗传特性，已有学者着手研究同龋病和牙周病发病相关的基因[32-34]。约50%的龋病同遗传因素相关，而这一比例在牙周疾病中则为35%。学者已经认识到，相关疾病都是由环境和自身遗传因素相互作用的复杂过程所导致的。此外，还有研究发现，50%甚至更高比例的牙齿错𬌗畸形也与遗传因素密切相关[35]。通过了解个体的遗传风险可以更好地诊断治疗相关疾病，因为遗传因素在这些疾病的发病和病程进展中常常扮演了非常重要的角色。在个体化健康维护理念的支持下，疾病的干预措施可以更加具体并具有针对性，治疗的持续时间也将得到更为客观地判断。本书的第六章将详细讲述牙齿的萌出过程，其中的一部分内容提及 PTH1R 基因突变可引起乳牙萌出障碍，且这种乳牙阻生无法通过正畸方法进行治疗。对于这种情况，只有做到准确的诊断，才能更好地判断预后，并基于准确的诊断选择合适的治疗方法。随着研究人员对人类基因组及其功能的认识不断向前推进，临床医生使用这些信息实施个体化口腔健康维护的能力也将不断进步。

结 论

我们生活在科学和医学飞速发展的时代，急速增长的知识体系对临床医生提出了巨大挑战，这些不断更新的知识和信息大多同牙齿和颅颌面发育异常的诊断和治疗相关。口腔健康的维护者将进入一个疾病诊断治疗手段不断发展的新纪元，这一变革同时伴随着人类基因组学、微生物学和药物遗传学的发展。在这一背景下，将个体化口腔健康维护的理念应用于患者势在必行。本书旨在为口腔临床医生和相关研究者在诊断和治疗疾病时可能遇到的问题提供有益的信息。更重要的是，希望通过阅读本书，读者在遇到本书没有涉及的疾病时，知道如何及从何处获取相关的指南。

参考文献

[1] Stark LA, Pompei K. Winner of science prize for online resources in education. Making genetics easy to understand. Science, 2010, 327(5965):538–539.

[2] Hart TC, Marrazita M, Wright JT. Mol-ecular genetics and the paradigm shift in oral health care. Crit Rev Oral Biol, 2000, 11:26–56.

[3] Johnson L, Genco RJ, Damsky C, et al. Genetics and its implications for clinical dental practice and education: report of panel

3 of the Macy study. J Dent Educ, 2008, 72(2):86–94.

[4] CDC CfilCaR. Update on overall prevalence of major birth defects Atlanta, Georgia, 1978—2005. MMWR Morb Mortal Wkly Rep, 2008, 57(1): 1–5.

[5] Online Mendelian Inheritance in Man. WWW URL: http://www3.ncbi.nlm. gov/omim/version. Baltimore: Center for Medical Genetics, Johns Hopkins University and National Center for Biote-chnology Information, National Library of Medicine, 2014.

[6] Delabar JM, Theophile D, Rahmani Z, et al. Molecular mapping of twenty-four features of Down syndrome on chromosome 21. Eur J Hum Genet, 1993, 1 (2):114–124.

[7] Sulik KK, Cook CS, Webster WS. Tera-togens and craniofacial malformations: relationships to cell death. Development, 1988, 103 Suppl:213–231.

[8] Mitchell AA, Gilboa SM, Werler MM, et al. Medication use during pregnancy, with particular focus on prescription drugs: 1976—2008. Am J Obstet Gynecol, 2011, 205(1):51,e51–58.

[9] Parker SE, Mai CT, Canfield MA, et al. Updated national birth prevalence estimates for selected birth defects in the United States, 2004—2006. Birth defects research Part A. Clin Mol Teratol, 2010, 88(12):1008-1016.

[10] Vargervik K, Oberoi S, Hoffman WY. Team care for the patient with cleft: UCSF protocols and outcomes. J Craniofac Surg, 2009, 20(2): 1668–1671.

[11] Biggs LC, Mikkola ML. Early inductive events in ectodermal appendage morpho-genesis. Semin Cell Der Biol, 2014, 25-26:11–21.

[12] Thesleff I. Epithelial-mesenchymal sig-nalling regulating tooth morphogenesis. J Cell Sci, 2003, 116(Pt 9): 1647–1648.

[13] Lunt RC, Law DB. A review of the chro-nology of calcification of deciduous teeth. J Am Dent Assoc, 1974, 89:872–879.

[14] Seow WK. Developmental defects of enamel and dentine: challenges for basic science research and clinical management. Aust Dent J, 2014, 59(51):51–54.

[15] Small B, Murray J. Enamel opacities: prevalence, classification and aetiological considerations. J Dent, 1978, 6(1):33–42.

[16] Lee HS, Kim SH, Kim SO, et al. A new type of dental anomaly: molar-incisor mal-formation (MIM). Oral Surg Oral Med Oral Pathol Oral Radiol, 2014, 118(1): 101–109, e103.

[17] Witt CV, Hirt T, Rutz G, et al. Root mal-formation associated with a cervical mineralized diaphragm–a distinct form of tooth abnormality? Oral Surg Oral Med Oral Pathol Oral Radiol, 2014, 117(4): e311–319.

[18] Effinger KE, Migliorati CA, Hudson MM, et al. Oral and dental late effects in survivors of childhood cancer: a Children's Oncology Group report. Support Care Cancer, 2014, 22(7):2009–2019.

[19] Coffield KD, Phillips C, Brady M, et al. The psychosocial impact of developmental dental defects in people with hereditary amelogenesis imperfecta. JADA, 2005, 136(5):620–630.

[20] Rich EC, Burke W, Heaton CJ, et al. Reconsidering the family history in primary care. J Gen Intern Med, 2004, 19(3):273–280.

[21] Albuquerque MT, Valera MC, Nakashima

M, et al. Tissue-engineering-based strategies for regenerative endodontics. J Dent Res, 2014, 93(12): 1222–1231.

[22] Piva E, Silva AF, Nor JE. Functionalized scaffolds to control dental pulp stem cell fate. J Endod, 2014, 40(4):S33–40.

[23] Bright R, Hynes K, Gronthos S, et al. Periodontal ligament-derived cells for periodontal regeneration in animal models: a systematic review. J Periodont Res, 2014, doi: 10.1111/jre. 12205. (Epub ahead of print)

[24] Grimm WD, Dannan A, Giesenhagen B, et al. Translational research: palatal-derived ecto-mesenchymal stem cells from human palate: a new hope for alveolar bone and cranio-facial bone reconstruction. Iht J Stem Cells, 2014, 7(1):23–29.

[25] Tevlin R, McArdle A, Atashroo D, et al. Biomaterials for craniofacial bone engineering. J Dent Res, 2014, 93(12): 1187–1195.

[26] Casal ML, Lewis JR, Mauldin EA, et al. Significant correction of disease after postnatal administration of recombinant ectodysplasin A in canine X-linked ectodermal dysplasia. Am J Hum Genet, 2007, 81 (5):1050–1056.

[27] Mauldin EA, Gaide O, Schneider P, et al. Neonatal treatment with recombinant ectodysplasin prevents respiratory disease in dogs with X-linked ectodermal dysplasia. Am J Med Genet A, 2009, 149A(9):2045–2049.

[28] Hermes K, Schneider P, Krieg P, et al. Prenatal therapy in developmental disorders: drug targeting via intra-amniotic injection to treat X-linked hypohidrotic ectodermal dysplasia. J Invest Dermatol, 2014, 134:2985–2987.

[29] Mardis ER. A decade's perspective on DNA sequencing technology. Nature, 2011, 470(7333): 198–203.

[30] Giannobile WV, Kornman KS, Williams RC. Personalized medicine enters dentistry: what might this mean for clinical practice? J Am Dent Assoc, 2013, 144(8):874–876.

[31] Kornman KS, Duff GW. Personalized medicine: will dentistry ride the wave or watch from the beach? J Dent Res, 2012, 91(7):8S–11.

[32] Mucci LA, Bjorkman L, Douglass CW, et al. Environmental and heritable factors in the etiology of oral diseases–a population-based study of Swedish twins. J Dent Res, 2005, 84(9):800–805.

[33] Slayton R. Genetics may have a significant contribution to dental caries while microbial acid production appears to be modulated by the environment. J Evid Based Dent Pract, 2006, 6(2):185–186.

[34] Vieira AR, Modesto A, Marazita ML. Caries: review of human genetics research. Caries Res, 2014, 48(5): 491–506.

[35] Zanardi GPW, Frazier-Bowers SA. The future of dentistry: how will personalized medicine affect orthodontic treatment? Dental Press J Orthod, 2012, 17: 3–6.

牙齿萌出障碍的诊断和治疗

第二章

Sylvia A. Frazier-Bowers， *Heather M. Hendricks*

摘 要

对病因众多的牙齿萌出障碍做出正确诊断通常较为困难。而牙齿萌出障碍的合理治疗大多需要基于正确的诊断，同时还需考虑临床表现（如患牙数目，严重程度，患者的年龄及全身状况）。导致牙齿萌出障碍的原因包括萌出间隙不足、局部囊性肿物萌出障碍、牙齿固连及遗传因素，当然这些原因只是众多病因中的一部分。疾病治疗方法的选择则主要考虑患者年龄、患牙数目、诊断治疗费用及其他可能相关的原因。本章将为牙齿萌出障碍的诊断提供基本信息，同时对部分治疗方法进行系统性总结。

引 言

目前，牙齿萌出障碍的临床治疗对口腔医生而言是一个巨大挑战，主要原因在于其诊断过程非常复杂，同时学者对牙齿萌出的主要机制尚不十分明了。引起牙齿萌出障碍的病因众多，包括外界刺激（如创伤）和先天遗传因素［如原发性牙齿萌出障碍（primary failure of eruption，PFE，OMIM #125350）和颅锁发育不全综合征（OMIM #119600）］。通过检索 OMIM 系统，可以发现有 119 种疾病或状况同牙齿及其萌出相关，包括诞生牙（OMIM #187050）和不同形式的釉质发育不全（OMIM #s130900，204690 和 613211）。患有不同类型成骨不全（见第七章）的患者在牙齿发育过程中较容易发生牙源性囊肿从而阻碍牙齿的正常萌出。此外，在很多情况下发生的牙龈过度增生（例如伴有先天遗传性多毛症的牙龈纤维瘤病，OMIM #135400）也会阻碍牙齿萌出。充分理解牙齿萌出的

S. A. Frazier-Bowers, DDS, PhD
正畸系助理教授
北卡罗来纳州教堂山，7450 Brauer Hall，27599，（919）537-3758
e-mail: sylvia_frazier-bowers@unc.edu
H. M. Hendricks, DDS
北卡罗来纳大学教堂山校区正畸系
美国，北卡罗来纳州，教堂山
e-mail: jan.lewerenz@goolemail.com

生理及病理机制为萌出障碍的诊断和预防提供了必要的理论基础。临床医生必须认识到，由于牙齿萌出障碍的种类和病因多样，因而其诊断和后续治疗均存在一定的难度。

对恒牙列而言，牙齿的正常萌出可分为破龈前和破龈后两个主要的临床阶段。破龈前阶段是牙齿萌出过程中最重要的初始阶段；该过程同时伴有骨质吸收和牙齿萌出[1]。继承恒牙冠方的牙槽骨和对应乳牙牙根的吸收促进了继承恒牙的萌出。该过程使得牙齿萌出的路径遵循着牙槽骨和乳牙牙根吸收的方向。学者认为牙齿萌出和骨质吸收是两个相对独立的过程，它们自然协调地在人体环境中发生。原发性牙齿萌出障碍或骨石化病的病理机制均很好诠释了这两个过程的相对独立性。例如，骨石化病是一种综合类疾病，牙齿无法萌出的主要原因在于其冠方骨组织代谢过程出现障碍使得未萌出牙齿缺乏萌出通道[2]。在该疾病中，骨质吸收过程出现了问题，而在 PFE 中则恰恰相反。PFE 是一种非综合征类疾病，牙齿冠方硬组织吸收形成的萌出通道是畅通的，但牙齿自身的萌出过程出现了问题[3-4]。此外，牙齿破龈后也可能存在萌出障碍。牙固连是乳牙列中较为常见的一类情形（患病率为 7%~8%，患牙可为一颗或多颗）。该疾病可引起正常牙周膜缺失以致牙槽骨与牙根直接粘连。有牙固连家族史的乳牙列期幼儿发生牙固连的概率较同龄人高，患牙主要位于下颌牙列。此外，继承恒牙先天缺如的乳牙发生牙齿固连的概率更高，比较常见的情况是缺乏继承恒前磨牙的乳磨牙[5]。发生固连的乳牙同时也与其他牙齿发育异常高度相关，包括先天性牙列发育不全、过小侧切牙及恒尖牙腭侧异位[6]。

通过对比牙齿自然萌出及运用牵引助萌两种不同条件下的分子调节活动，可以更好地指引与萌出异常相关的研究。分子研究提示，牙齿萌出过程是由牙囊和牙槽骨中的系列分子信号相互作用所调控且密切协调的过程[7]。如前所述，在骨石化病中，破骨细胞缺陷可引起骨吸收过程紊乱。与此相反的是，乳牙完全萌出障碍的机制却并不与破骨细胞缺陷相关[3,8]。在原发性牙齿萌出障碍中，甲状旁腺激素受体 1（parathyroid hormone receptor 1，PTH1R）基因的遗传突变[4,9]则进一步证实了牙齿萌出的分子学基础，即 PTH1R 基因突变可引起遗传性牙齿萌出障碍。鉴于非综合征型牙齿萌出障碍较难与其他疾病相鉴别（如牙固连同 PFE、机械性萌出障碍、牙固连与牙齿迟萌），这一研究结果意义重大[10]。

破龈前牙齿萌出过程的相关理论

恒牙生理性萌出过程存在较大的个体差异且影响因素较多。了解牙齿的正常萌出过程对牙齿萌出障碍进行合理分类至关重要。通过在颌骨内植入种植体后进行头颅影像学检测证实，牙胚形成和发育过程中，其在颌骨内的位置较为恒定[11]。实际上，在牙胚初始形成时牙齿的萌出过程就已经开始。萌出阶段的划分则是依据牙齿是否穿破牙龈进入口腔。

一般学者认为，破龈前牙齿萌出阶段起始于牙根开始形成及冠方牙槽骨开始吸收，此时牙齿出现萌出的运动。破龈后萌出则是指牙齿进入口腔后的萌出过程，通常这一阶段牙齿移动速度较快。在破龈前，发育中的牙齿向咬合平面方向移动，运动方向逐渐远离牙根发育开始形成的位置。虽然牙齿破龈前其具体的萌出机制存在较多争议，但回顾性研究为相关的各种理论提供了依据[12-16]。近年来得到公认的理论包括"骨调节理论""流体静力学理论"及"囊泡理论"，随后的内容将对这些理论进行详细阐述。也有学者提出了其他理论，包括"成纤维细胞收缩理论"，包含"胶原成熟、局部血压或血流变化、牙周膜细胞基质交换"内容的理论以及"牙根延长理论"。简单说来，"成纤维细胞收缩理论"认为牙齿冠向萌出的发生取决于成纤维细胞的收缩。研究发现成纤维细胞可沿着萌出牙齿做切方移动[17]，其移动过程中发生的收缩可产生足够的力[18]使牙齿萌出。然而，在大鼠动物模型中使用山黧豆素原（lathyrogens，一种氨基酸衍生物，作用于牙周膜后会引起纤维形成缺陷）减弱牙周膜功能后，牙齿萌出的速率与对照组相比并无显著差异[19]。未萌牙齿缺乏牙周膜组织的现象亦不支持破龈前胶原成熟这一牙齿萌出理论。

"牙根形成理论"[20-21]认为牙根发育过程中对根方牙槽骨所施加压力的反作用力提供了牙齿向口腔方向冠向萌出的动力。该理论认为发育中的牙根向下的压力会引起萌出牙齿根方的骨形成和冠方的骨吸收。但是行根尖手术摘除牙囊后的牙齿仍然能够正常萌出，此现象与该理论相悖[22]。此外，在狗体内进行的研究发现，通过手术干预结扎下颌前磨牙牙胚与下颌骨，牙齿萌出受阻，但萌出通道依然通畅[14]。在人体内也能观察到大量与之类似的现象，发育中的下颌前磨牙与邻近下颌骨组织因意外发生粘连（如下颌骨骨折或PFE，图2.1A）导致牙齿无法正常冠向萌出，但患牙萌出路径通畅。这一表现有异于因牙齿萌出路径不通畅而导致的牙齿机械性萌出受阻（图2.1B）。

随着现阶段分子生物学的发展，还有一些理论为解释牙齿萌出的机制提供了有力参考[4,7,9]。但这些理论同时引发了新的争议，即在牙齿萌出过程中究竟是骨"推动"了牙齿还是牙齿"牵拉"了骨。Ten Cate最早提出"骨重建理论"[13]，Wise等学者也对该观点表示支持[16,23]，他们认为根尖区牙根生长的骨向作用力所产生的反作用力"推动"了牙齿的萌出，但需要进一步证实的是Wise等[16]所描述的这种骨向生长产生的力推动牙齿萌出是否确实存在；或者根尖区骨组织的改变是否是牙齿殆向运动的结果。学者通过动物模型对这一理论进行了验证。大鼠实验证实根尖区骨增长的量及持续时间是推动牙齿萌出至口腔的充分必要条件[16]。然而人体的牙齿萌出过程较为漫长，这一客观因素限制了在人体中开展相关研究，且上述研究所观察的啮齿动物牙齿发育情况与人体也不尽相同。因此完全了解人牙齿萌出的机制仍然存在较大困难。阐述破龈前牙齿萌出机制的理论中目前最具说服力的是"牙囊理论"，该理论指出了吸收性萌出路径的形成和牙根发育过程的生理偶联，并且指出牙囊对牙齿萌出的重要性[14-15]，同时"牙囊理论"同"骨重建理论"也相互契合，并将PTH1R基因与PFE联系在了一起。牙囊理论源于经典的实验观察，即去除狗的牙囊后牙齿萌出过程受到干扰[14-15]。该实验证实牙囊可以提供促进单核细胞分化为破骨细胞的微环境及必需的趋化因子[7]，这一分化过程有利于牙齿正常萌出时骨质的吸收。尤为重要的是，牙囊中星网状层细胞能够分泌甲状旁腺素相关肽（parathyroid hormone-related

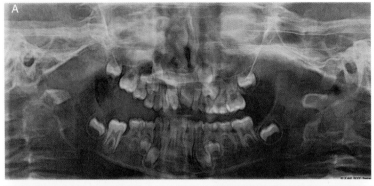

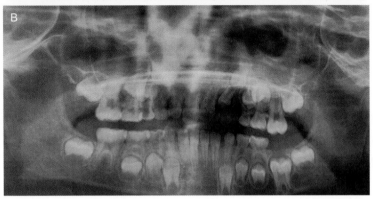

图 2.1　A. Ⅰ型原发性牙齿萌出障碍（患儿 7.5 岁）。右侧后牙区显示上、下牙弓均存在进行性牙齿萌出障碍，牙齿萌出路径均通畅。左侧后牙区未受影响。B. 由于萌出路径欠通畅而导致的牙齿萌出障碍。待萌 36 牙冠方可观察到未吸收的牙槽骨。这种现象通常是由一些病理因素所导致，即不是由于 PFE 或相关综合征引起

peptide, PTHrP）诱导集落刺激因子 -1（colony-stimulating factor-1, CSF1）和核因子 kappaB 受体活化因子配体（receptor activator of NF-kappaB ligand, RANKL）的过表达，并促进破骨细胞生成 [24-25]。同这一过程相伴的 BMP2（骨形态发生蛋白 2）过表达在时间和空间上 [24] 也都可引起牙囊根方新骨生成 [23]。

与牙齿破龈前萌出过程相关的萌出动力及骨质吸收机制目前尚不完全清楚，但可以确定的是，牙冠发育的完成将激活其周边分子通路的相互交通，这些分子信号也影响了牙齿的萌出。目前可以推断牙齿破龈前的萌出速率受破骨细胞吸收冠方骨质所形成的萌出通道的影响。只要该萌出通道在牙齿发育阶段较为通畅，埋藏于颌骨内的牙胚形成牙根后就有可能萌出。"通畅的萌出路径"这一自然现象可以作为诊断牙齿萌出障

碍的关键，关于牙齿萌出障碍的诊断，将在后文中详细讨论。

破龈后牙齿萌出过程的相关理论

破龈前牙齿萌出理论与破龈后的牙齿萌出理论大体较为一致，但牙齿破龈后的萌出过程有一些较为特异的机制。破龈后萌出阶段是指牙齿突破牙龈进入口腔后继续萌出的阶段。这一阶段一直持续到牙齿高度到达咬合平面，能够充分行使咬合功能，且颌骨发育完全。破龈后的牙齿萌出可进一步分为 4 期，功能前期（快速期）、青少年平衡殆（缓慢期）、青春期或青少年快速发育期、成人咬合平衡建立期。在突破牙龈后，牙齿快速萌出直至到达功能咬合平面。在牙齿破龈后的萌出过程中，前一章节

所介绍的"胶原交联、收缩及成熟理论"更为适用，主要原因可能在于牙齿达到平衡秴后其牙周膜的排列更加有序。该理论认为胶原交联作用增加所产生的推力可以促进牙齿萌出。虽然牙齿此时受到了与萌出动力方向相反的咬合力，但其实际萌出速率仍呈增加状态。

"流体静压理论"通常用于解释牙齿破龈后的萌出过程，该理论来源于对发育牙根根尖区的细胞外基质膨大（30%~50%）这一现象的观察，研究者发现，细胞外基质的根向膨大促进了牙齿咬合向的移动[26-27]。该理论认为根尖区组织液压力（尤其是脉管系统）的增加可推动牙齿冠方移动[13]。此外，对人体前磨牙萌出过程的体内研究发现，局部注射血管舒张剂可促进牙齿萌出[27]。但这一理论的反对者认为，血管舒张剂等药物的短时作用并不足以维持牙齿萌出这一长期的生理过程。

牙齿破龈后萌出与平衡理论

当牙齿达到功能性咬合平面，牙齿萌出就进入了青少年咬合平衡期。在这一阶段萌出牙的咬合接触状态与下颌升支的垂直生长状态相平衡。随着下颌相对于上颌而言垂直向距离的增加，牙齿有更多的萌出空间来维持咬合接触。这种萌出模式支持破龈后萌出理论，即牙齿达到功能咬合平面后其萌出过程是促进萌出和阻碍萌出两方面力量相互平衡的结果。这些平衡咬合的力量以及来自唇、颊和舌的软组织压力构成了限制牙齿破龈后萌出速率的要素[1]。然而，有研究却表明无咬合接触的牙齿同样会发生持续的自然萌出，该现象支持了另一种观点，即萌出过程在很大程度上受到了软组织持续而轻柔力量的调节。但学者对该方面的理论研究仍不完全清楚，在临床中也经常可以见到当牙齿垂直向萌出与咬合关系的建立不匹配时会带来诸多问题，如牙齿固连或其他萌出相关问题发生时出现的后牙开秴及锁秴关系。

破龈后牙齿萌出的最后一个阶段称为成人咬合平衡建立期。这一阶段持续时间较长，牙齿会以极其缓慢的速度终身萌出。目前已经证实，无论在何年龄出现牙齿缺失，其对颌牙的萌出速率都会加快，从另一个侧面证实牙齿的萌出运动发生于各年龄段。破龈前、破龈后萌出出现异常都有可能导致牙齿萌出障碍，对这两个阶段的了解构成了下文讲述对疾病进行诊断的基础。

◆ 牙齿萌出障碍的诊断

尽管利用啮齿类实验动物模型进行的观察和分子生物学技术的研究进展支持各种不同的萌出学说，但无论从微观还是宏观角度讲，牙齿具体的萌出过程仍不明确。虽然如此，目前有理论支持的生物学事实为临床医生鉴别和诊断牙齿萌出障碍提供了良好的基础。因此，采用基于生物学信息的诊断标准较单纯临床观察能够更有效地准确鉴别牙齿萌出障碍[28]。理想的生物学诊断标准应包括生物学功能障碍（如 PFE 或继发于遗传综合征型的萌出障碍[18]）和（或）生理性阻挡。生理性阻挡可见于由机械因素导致的牙齿萌出障碍，如囊肿和侧方舌体压力。阻生牙的发生可能来源于上述两种情况，具体情况需取决于阻生牙的位置（如尖牙腭侧阻生和尖牙颊侧阻生）。当尖牙发生腭侧阻生时，可能同时存在包括遗传因素在内的多种因素[29-31]，此外，该情况也可能继发于萌出路径受阻，例如牙列拥挤。

所以，在鉴别牙齿萌出障碍时，做出诊断之前必须明确"牙齿的萌出路径是否通畅"[32]。该问题的答案是判断牙齿萌出障碍是生理性或机械性阻挡的基础。图 2.2A 列出的诊断标准基于对牙齿萌出障碍的特征研究而提出；其后的病例报道（图 2.2B，C）很好地诠释了该诊断标准在临床病例中的应用。结合客观的遗传信息及患者的临床数据，可建立 PFE 患者基因型 – 表型之间的联系，并最终给予客观诊断，即这一诊断是在对遗传信息（基因型）进行分析基础上而得到的临床特征（表型）判断。学者对 64 例患有牙齿萌出障碍的患者进行表型和基因型分析，认为从临床角度出发，这些患者可分为以下几类：①通过遗传信息分析确诊为 PFE，②显示为 *PTH1R* 基因突变（n=11；先天性 PFE 组），③单纯依靠临床特征观察诊断为 PFE 的患者（n=47；临床 PFE 组），④根据临床标准诊断为牙固连的患者（n=6；临床牙固连组）。牙固连组的患者被证

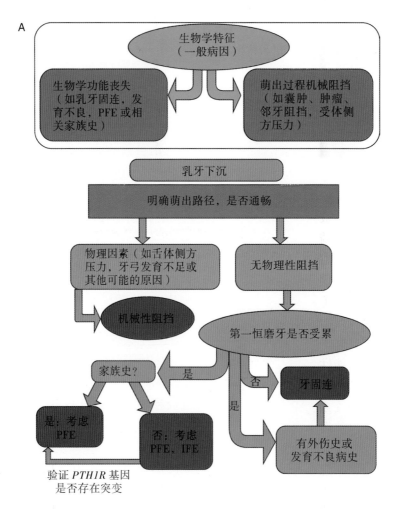

图 2.2　A. 基于 PFE 患者是否携带 *PTRH1R* 突变基因的回顾性研究而提出的非综合征型牙齿萌出障碍的诊断标准。图示流程提供了进行牙齿萌出障碍系统诊断的树状图。尽管仍存在尚不明确的地方，但基于生物学与机械因素的初始考虑为临床病例分型提供了良好基础

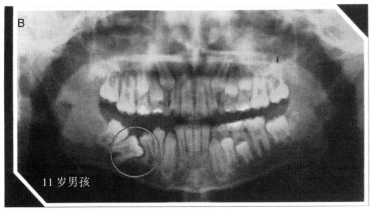

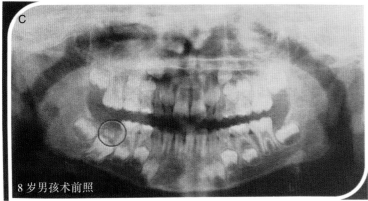

图 2.2（续）　B、C. 在图示的临床病例中，患者的病史信息至关重要。在初诊信息采集时拍摄的全口曲面断层片提示可能诊断为 PFE。当参考患者 3 年前的影像学检查后，明确牙齿萌出障碍的原因是由于六龄齿萌出时冠方存在牙瘤。红圈处所示为患儿 8 岁时未萌的第一恒磨牙（2.2C）及相同牙齿在患儿 11 岁时的阻生情况。治疗时拔除相邻的第二前磨牙使得阻生第一恒磨牙萌出并随后矫治错𬌗畸形［摘自 American Journal of Orthodontics and Dentofacial Orthopedics, 2014, 144(2):194—202］

实有外伤史或患牙已被拔除，同时剩余牙已经经过完善的正畸治疗。所有其他的样本被诊断为 PFE 的标准为有正畸治疗失败史或经遗传学信息分析考虑该诊断。进行遗传信息（突变基因）分析的 PFE 患者，共 11 例出现 *PTH1R* 基因突变或多态性，其余样本则出现 *PTH1R* 基因未分类的非功能性单核苷酸多态性改变 [32]。上述研究发现，所有 PFE 患者都至少存在一颗受累的第一恒磨牙；而位于同一象限内的发生萌出障碍的牙齿彼此相邻，并位于牙槽嵴上部（即萌出路径完全无阻挡，患牙𬌗面冠方无牙槽骨）。以上判断标准也是鉴别 PFE 和机械性阻生造成牙齿萌出障碍的标志性特征，本研究在进行诊断时既参考了这一判断标准，同时也结合了客观的遗传学信息分类。PFE 的其他种类还包括 I 型和 II 型 [8,28]。I 型 PFE 的特点是牙弓由前向后呈逐渐加重的开𬌗，II 型的临床表现与 I 型相似，但其第二磨牙的萌出高度呈病理性升高（图 2.3）。通过 I 型和 II 型病例的比较，作者认为受遗传因素调控的牙齿萌出障碍患者受累患牙的表达发生在发育周期的同一时间点，而临床所观察到的"磨牙特征"表型可能是序列表达的分子调控事件在时间和空间上的模式差异所致，具体表现即为后牙区牙槽骨较前牙区牙槽骨更易受影响。在 II 型 PFE 中，第一磨牙和第二磨牙萌出潜力不同的具体原因尚不清楚，但依然可能同上述的时间和空间的特异性表达有关。

　　尽管已经有针对牙齿萌出障碍明确

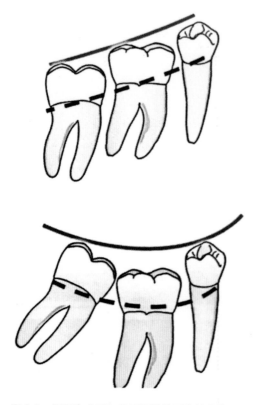

图2.3 图示为Ⅰ型和Ⅱ型原发性牙齿萌出障碍所造成的逐渐加重的后牙侧方开𬌗，Ⅱ型病例的开𬌗程度较轻。下颌乳磨牙发生固连的发病率大约为6.6%，较上颌乳磨牙更为常见[33]

的诊断标准，但对那些临床特征表现为散在牙齿固连的患者而言，做出正确的诊断依然较为困难，这种情况很难和PFE进行鉴别。牙齿固连的病因为牙周膜缺失导致牙齿与牙槽骨相互融合，其导致的牙齿萌出障碍为机械性阻生，该情况好发于外伤后，牙与牙槽骨的融合给萌出的牙齿设置了机械屏障[34]。牙齿固连发生的另外一种可能情况为存在萌出机制缺陷的PFE患者在接受正畸治疗后，经治牙受力发生根骨粘连[3]。X线检测可见患牙牙周膜间隙丧失[35]，临床检查可见牙齿缺乏生理性动度，叩诊呈尖锐的金属音[34]。然而，仅通过X线片观察牙周膜间隙的缺失情况容易造成误诊（例如牙齿固连发生在牙齿唇/舌侧

的牙根表面，该情况下二维的X线片无法观察到牙周膜缺失），使得牙齿固连的诊断具有一定的主观性[36]。正由于这些因素的存在，牙齿固连很难与PFE进行鉴别。下面病例中两个刚开始被诊断为牙齿固连的患儿随后正是由于发现PTH1R基因突变才重新被诊断为PFE[4]（图2.4A和图2.5）。这两名患者的母亲(图未显示)和一同胞兄弟(图2.6A~C)都存在有PTH1R基因突变。这两个病例均较长时间接受固定矫治，利用弓丝来治疗后牙开𬌗，但效果都不理想（图2.4C）。因此，在相当多的病例中首先被诊断为牙齿固连的患者实际上是PFE，考虑到PFE临床表现多样且与牙齿固连相似，因此不难理解为何两种疾病的诊断容易混淆[4,9]。近年来所提倡的PFE相关基因鉴别理念不仅有利于专业人员理解萌出过程的特殊生物学机制，还进一步规范了描述牙齿萌出异常的大量专业术语。

在另外一些情况下，牙齿固连的诊断则较为明确，并不易与牙齿萌出障碍发生混淆——尤其是滞留乳牙发生固连的情况。尽管牙固连和PFE的表现存在差异，但两者实际的生物学行为差异并不显著。有研究报道牙齿固连的发生存在家族性遗传现象，整体发病率约为8.9%，与PFE极其相似。这一发病概率随着儿童年龄增长而上升[5]。如前所述，乳磨牙发生固连的可能最常见于继承第二前磨牙缺如，该情况也是除第三磨牙外最常见的先天性牙齿缺失[36-37]。一般说来，继承恒牙的缺失常引起乳牙牙根吸收不全或吸收时间延迟（图2.7A~C）。因此，如果乳牙固连发生在较为年幼的患儿[38]，由于其相邻区域的正常牙列和牙槽骨持续生长，患牙𬌗面高度较正常为低。如果发生牙齿固连的时间更早，

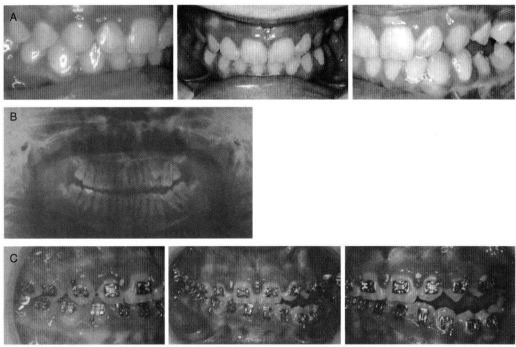

图 2.4 A. 患者 11 岁 5 月龄，正畸治疗前诊断为左下后牙区牙齿固连。B. 治疗前全口曲面断层片提示，左侧上颌第二前磨牙受到近中倾斜的第一磨牙阻挡，这一现象通常由第二乳磨牙早失引起。该患者无外伤史及系统性疾病史。C. 后续治疗过程中序列弓丝的使用使得后牙侧方开𬌗更加严重，进一步证实 PFE 引起的牙齿问题无法通过正畸治疗来解决。治疗多年后证实患者携带了与其母亲和两个同胞兄妹相似的 PTH1R 变异基因

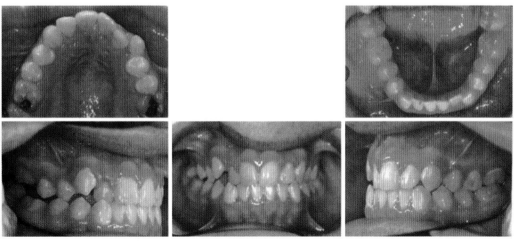

图 2.5 患者 16 岁 5 月龄，通过"骨探测法"诊断右下第一磨牙牙齿固连。该患者无外伤史及全身系统性疾病史。和其同胞兄妹相似，患者随后也被诊断为由于 PTH1R 基因突变引起 PFE

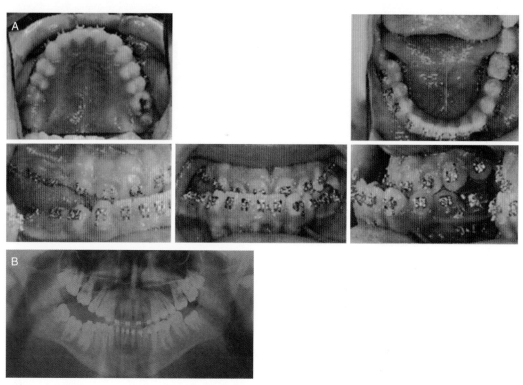

图 2.6　A. 患者 17 岁 4 月龄，由于咬合问题正在接受正畸治疗。患者表现为骨性 Ⅲ 类错𬌗，严重前牙反𬌗及右侧后牙反𬌗。持续使用系列弓丝进行正畸治疗无法纠正后牙垂直向开𬌗（考虑 PFE）。B. 全口曲面断层片提示患者牙列自前向后均存在进行性牙齿萌出障碍。正颌手术（上颌前徙）纠正了 Ⅲ 类错𬌗但无法改善后牙开𬌗的问题（PFE）。该患者系图 2.4 和 2.5 患者的同系亲属，同样存在 PTH1R 的基因突变

患牙甚至可能会被周围牙列和牙槽骨完全超出，对该情况进行手术治疗同样较为复杂。如果第二乳磨牙发生固连，第一恒磨牙会因患牙𬌗面较低而向近中倾斜，造成牙齿移位和间隙丧失。此时，可用不锈钢冠或黏结树脂修复乳磨牙𬌗面高度，以维持与第一恒磨牙的良好邻接。对于绝大多数适龄儿童而言，有继承恒牙的乳磨牙牙根会正常吸收，无须任何特殊处理就会自然脱落。

◆ 正畸及外科助萌术

　　尖牙阻生的位置与其病因相关。颊向阻生通常好发于拥挤牙列，而尖牙的腭向阻生则更多见于乳牙萌出机制异常[39]。基于此，治疗尖牙颊向阻生的方法通常包括拔除相邻的第一前磨牙以创造间隙

使尖牙顺利萌出。与尖牙颊向阻生完全相反的是，尖牙腭向阻生多伴有第一前磨牙先天缺如，侧切牙为过小牙，釉质发育不全和面型发育不足等特征[31,39]。需要采用手术方法暴露阻生尖牙，并结合正畸治疗结扎牵引（图 2.8A~C）。

　　颅锁发育不全综合征（OMIM #119600）是一种常染色体显性遗传疾病，患者 RUNX2 基因发生突变。RUNX2 基因编码的信号蛋白在介导正常骨形成和牙齿萌出中发挥了重要作用。颅锁发育不全综合征患者身材较为矮小，囟门闭合延缓，前额隆起，常伴有多生牙及恒牙萌出异常。该疾病表型和病情严重程度个体差异较大，一些变异患者可无家族史，增加了儿童患者的诊断难度。颅锁发育不全综合征的治疗

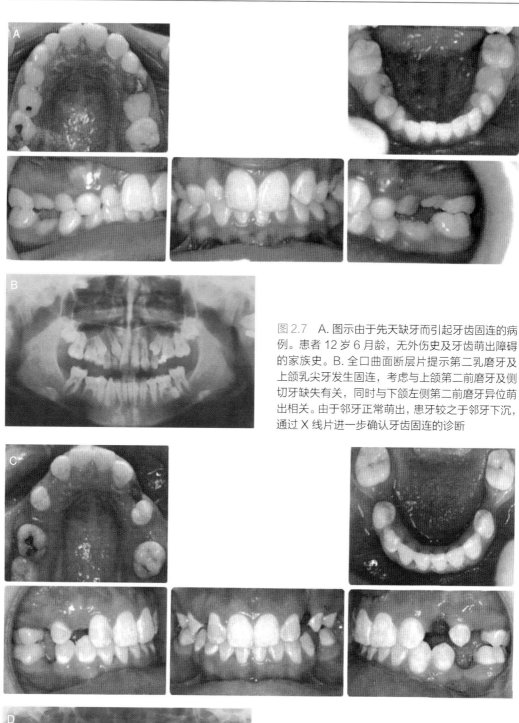

图 2.7　A. 图示由于先天缺牙而引起牙齿固连的病例。患者 12 岁 6 月龄，无外伤史及牙齿萌出障碍的家族史。B. 全口曲面断层片提示第二乳磨牙及上颌乳尖牙发生固连，考虑与上颌第二前磨牙及侧切牙缺失有关，同时与下颌左侧第二前磨牙异位萌出相关。由于邻牙正常萌出，患牙较之于邻牙下沉，通过 X 线片进一步确认牙齿固连的诊断

图 2.7（续）　C、D 治疗后记录患者的口内像及全口曲面断层片。该患者的治疗包括拔除乳尖牙、第二乳磨牙和异位萌出的左侧下颌第二前磨牙。治疗方案设计时考虑尖牙近移替代上颌侧切牙，或上颌侧切牙拔牙间隙保持，择期行种植或其他修复。待患者颌骨发育完成后，可选择种植体或冠桥修复体，固定桥或可摘局部义齿修复缺失牙

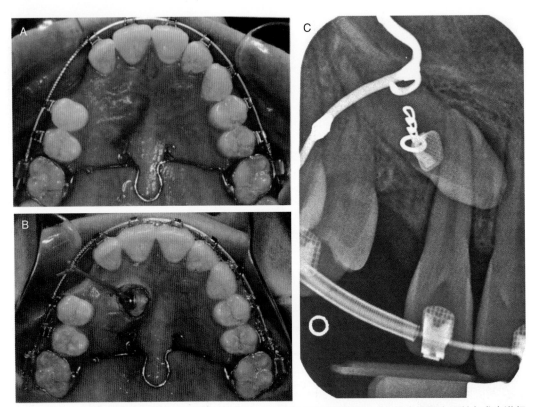

图 2.8　A.尖牙腭侧阻生导致萌出失败的口内殆面照。对侧尖牙萌出正常。B.手术暴露尖牙并在术中进行橡皮链牵引。随后尖牙和软组织瓣愈合，需要利用软组织激光手术重新暴露尖牙。C.根尖周 X 线片显示尖牙仍然阻生，但结扎于橡皮链和弓丝上，该过程将成功牵拉尖牙至正常牙弓位置

通常需要团队配合，首先由口腔颌面外科拔除多生牙并帮助暴露未萌恒牙以利于正畸牵引使其萌出至正常位置（图 2.9A~H）。正畸医生和颌面外科医生应对患者进行评估以确定需要拔除的多生牙以及开始治疗的最佳时机。部分患者甚至可能需要通过颅面部手术纠正前额的隆起及其他颅面部畸形。

结　论

不论牙齿萌出的动力来源于牙槽骨的"推"抑或是牙齿自身的"拉"，基因在骨改建过程中发挥的重要作用不可忽视。但迄今为止，学者在对牙齿萌出过程进行研究时，仍然对一些问题缺乏共识。未来的研究方向可能更集中于对候选基因进行评估，并更加深入地了解环境因素如创伤或正畸施力等的影响；这些内容对彻底理解牙齿的正常萌出过程至关重要。事实上，Berkovitz[12] 提出的多因素理论（该理论结合了环境因素和目前较为公认的牙齿萌出理论）能够说明大多数情况下牙齿的正常萌出过程，但调节因子和环境信号之间促使牙齿萌出的复杂的相互作用机制仍不明确。本章节内容所涉及的多种牙齿萌出理论都有可能在萌出过程中的某一阶段发挥了效应。例如，Hertwig 上皮根鞘（hertwig epithelial root sheath, HERS）在牙根形成生成牙骨质及自身结构形成后向根尖方向移动（牙齿伸长理论），HERS 可能发出信号使牙囊和星

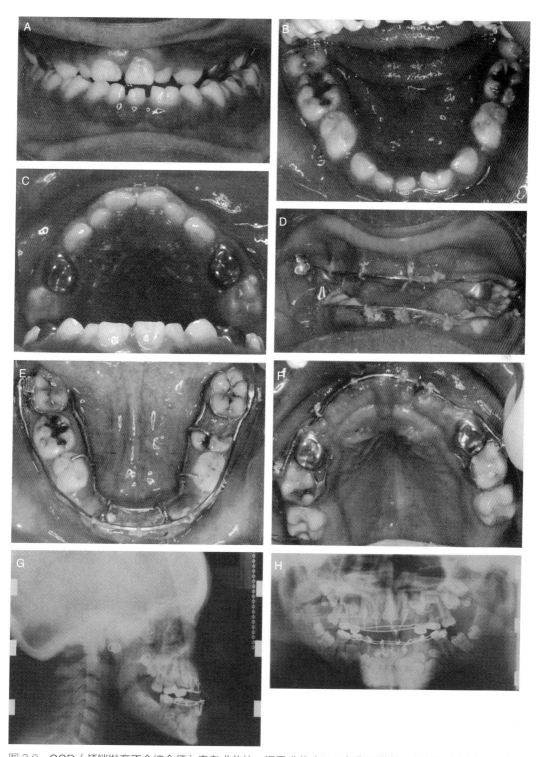

图 2.9　CCD（颅锁发育不全综合征）患者术前片，提示术前（A~H）乳牙滞留，术中暴露未萌恒牙，将其结扎于粗弓丝后牵引至正常咬合位置（D~F）。相同患者的头颅侧位片和全口曲面断层片显示未萌恒牙及其阻生程度（G~H）

形网状层细胞分泌骨改建因子（牙囊理论）。牙囊分泌的介质如 *VEGF* 同样也会促进血管生成，增加邻近牙根端组织压力，推动牙齿在牙槽骨内发生殆向移动（流体静力学理论）。这些生理原理对一部分有益于牙齿正常萌出的关联事件做出了良好的解释。任何一项信号事件的改变都会导致牙齿萌出障碍。

从临床角度讲，治疗乳恒牙萌出障碍的前提条件是透彻理解牙齿萌出的每一个步骤。相比恒牙而言，未完全萌出的乳牙或已萌出但随后相对生长速度慢于牙槽骨的乳牙更易发生固连。单纯第一恒磨牙固连可以拔除患牙，促进第二、第三磨牙正常萌出并开展后续治疗。如果第二、第三磨牙未能完全萌出，可诊断为PFE。PFE的特征为患牙受到正畸施力时反应较差，甚至可能引起患牙发生固连或邻牙发生下沉。最后，另一个诊断及治疗牙齿萌出障碍的关键问题是了解确定患者的家族史，这一重要性通过 *PTH1R* 基因在疾病诊断中的作用可充分说明。美国人类遗传学协会（The American Society of Human Genetics）建议，医学疾病（作者将其引申至口腔疾病）诊断和治疗内容的制定需要以采集的家族史作为金标准[40]。如果能够将临床、生物学和遗传学因素更好地结合在一起，在不远的将来，成功诊治绝大多数临床病症的梦想将会实现。

参考文献

[1] Proffit WR. Contemporary Orthodontics. 5th ed. St Louis, Missouri: Elsevier, 2013.

[2] Helfrich MH. Osteoclast diseases and dental abnormalities. Arch Oral Biol, 2005, 50(2):115-22. Eighth international conference on Tooth Morphogenesis and Differentiation.

[3] Proffit WR, Vig KW. Primary failure of eruption: a possible cause of posterior openbite. Am J Orthod, 1981, 80(2): 173–190.

[4] Frazier-Bowers SA, Simmons D, Wright JT, et al. Primary eruption failure and *PTH1R*: the importance of a genetic diagnosis for orthodontic treatment planning. Am J Orthod Dentofac Orthop, 2010, 137(160): 1–7.

[5] Kurol J. Infraocclusion of primary molars: an epidemiologic and familial study. Community Dent Oral Epidemiol, 1981, 9(2):94–102.

[6] Shalish M, Peck S, Wasserstein A, et al. Increased occurrence of dental anomalies associated with infraocclusion of deciduous molars. Angle Orthod, 2010, 80(3):440-445. doi: 10.2319/062609–358.1.

[7] Wise GE, King GJ. Mechanisms of tooth eruption and orthodontic tooth movement. J Dent Res, 2008, 87: 414–434.

[8] Frazier-Bowers SA, Koehler KE, Ackerman JL, et al. Primary failure of eruption: further characterization of a rare eruption disorder. Am J Orthod Dentofac Orthop, 2007, 131(5): 578,e1–11.

[9] Decker E, Stellzig-Eisenhauer A, Fiebig BS, et al. PTHR1 loss-of-function mutations in familial, nonsyndromic primary failure of tooth eruption. Am J Hum Genet, 2008, 83(6): 781–786.

[10] Suri L, Gagari E, Vastardis H. Delayed tooth eruption: pathogenesis, diagnosis, and treatment. A literature review. Am J Orthod Dentofac Orthop, 2004, 126: 432–445.

[11] Bjork A. The use of metallic implants in the study of facial growth in children: method and application. Am J Phys Anthropol, 1968, 29(2):243–254.

[12] Berkovitz BK. How teeth erupt. Dent Update, 1990, 17(5):206–210.

[13] Ten Cate AR, Nanci A. Physiologic tooth movement: eruption and shedding//Nanci A. Oral histology: development, structure and function. 7th ed. Toronto: Mosby, 2008: 268–288.

[14] Cahill DR, Marks Jr SC. Tooth eruption: evidence for the central role of the dental follicle. J Oral Patrol, 1980, 9(4): 189–200.

[15] Marks Jr SC, Cahill DR. Regional control by the dental follicle of alterations in alveolar bone metabolism during tooth eruption. J Oral Pathol, 1987, 16(4): 164–169.

[16] Wise GE, Frazier-Bowers S, D'Souza RN. Cellular, molecular, and genetic determinants of tooth eruption. Crit Rev Oral Biol Med, 2002, 13(4):323–334. Review.

[17] Beertsen W, Hoeben KA. Movement of fibroblasts in the periodontal ligament of the mouse incisor is related to eruption. J Dent Res, 1987, 66:1006–1010.

[18] Kasugai S, Suzuki S, Shibata S, et al. Measurements of the isometric contractile forces generated by dog periodontal ligament fibroblasts in vitro. Arch Oral Biol, 1990, 35:597–601.

[19] Berkovitz BK, Migdalski A, Solomon M. The effect of the lathyritic agent aminoacetonitrile on the unimpeded eruption rate in normal and root-resected rat lower incisors. Arch Oral Biol, 1972, 17(12):1755–1763.

[20] Gron AM. Prediction of tooth emergence. J Dent Res, 1962, 41:573–585.

[21] Moorrees CFA, Fanning EA, Hunt EEJ. Age variation of formation stages for ten permanent teeth. J Dent Res. 1963, 42: 1490–1502.

[22] Berkovitz BK. The effect of root transection and partial root resection on the unimpeded eruption rate of the rat incisor. Arch Oral Biol, 1971, 16(9): 1033–1042.

[23] Wise GE. Cellular and molecular basis of tooth eruption. Orthod Craniofacial Res, 2009, 12(2):67–73.

[24] Yao S, Pan F, Wise GE. Chronological gene expression of parathyroid hormone-related protein (PTHrP) in the stellate reticulum of the rat: implications fortooth eruption. Arch Oral Biol, 2007, 52(3):228–232.

[25] Castaneda B, Simon Y, Jacques J, et al. Bon resorption control of tooth eruption and root morphogenesis: involvement of the receptor activate of NF-κB (RANK). J Cell Physiol, 2011, 22:74–85.

[26] Van Hassel HJ, McMinn RG. Pressure differential favouring tooth eruption in the dog. Arch Oral Biol, 1972, 17(1):183–190.

[27] Cheek CC, Paterson RL, Proffit WR. Response of erupting human second premolars to blood flow changes. Arch Oral Biol, 2002, 47:851–858.

[28] Frazier-Bowers SA, Puranik CP, Mahaney MC. Thetiology of eruption disorders-further evidence of 'genetic paradigm'. Semin Orthod, 2010, 16(3): 180–185.

[29] Baccetti T. A controlled study of associated denta anomalies. Angle Orthod, 1998, 68(3):267–274.

[30] Pirinen S, Arte S, Apajalahti S. Palatal displacement of canine is genetic and related to congenital absenc of teeth. J Dent Res, 1996, 75(10):1742–1746.

[31] Peck S, Peck L, Kataja M. The palatally displace, canine as a dental anomaly of genetic origin. Angle Orthod, 1994, 64(4): 249–256.

[32] Rhoads SG, Hendricks HM, Frazier-Bowers

SA Establishing the diagnostic criteria for eruption disorders based on genetic and clinical data. Am J Orthod Dentofac Orthop, 2013, 144(2):194–202.

[33] Silvestrini Biavati A, Signori A, Castaldo A, et al. Incidence and distribution of deciduous molar ankylosis, a longitudinal study. Eur J Paediatr Dent, 2011, 12(3): 175–178.

[34] Biederman W. Etiology and treatment of and treatment of tooth ankylosis. Am J Orthod, 1962, 48:670–684.

[35] Raghoebar GM, Boering G, Vissink A. Clinical radiographic and histological characteristics of secondary retention of permanent molars. J Dent, 1991, 19(3): 164–170.

[36] Thilander B, Myrberg N. The prevalence of malocclusion in Swedish schoolchildren. Scand J Dent Res, 1973, 81(1):12–21.

[37] Magnusson TE. Prevalence of hypodontia and malfor mations of permanent teeth in Iceland. Community Dent Oral Epidemiol, 1977, 5(4):173–178.

[38] Tieu LD, Walker SL, Major MP, et al. Management of ankylosed primary molars with premolar successors: a systematic review. J Am Dent Assoc, 2013, 144(6):602–611.

[39] Baccetti T, Leaonard M, Guintini V. Distally displaced premolars: a dental anomaly associated with palatally displaced canines. Am J Orthod Dentofacial Orthop, 2010, 138:318–322.

[40] American Society of Human Genetics. New research validates clinical use of family health history as the 'gold standard' for assessing personal disease risk (Press release), 2010. Retrieved from http://www ashg.org/pdf/PR_FamilyHealthHistory_ 110510.pdf

乳牙早失及恒牙迟萌

Michael Milano

第三章

摘 要

尽管乳牙脱落和继承恒牙萌出是具有时序性的生理变化，但有很多因素可影响这一过程。这些因素大致可分为以下几类：

1. 环境因素

2. 遗传因素

3. 内分泌因素

4. 免疫因素

5. 妊娠因素

上述情况影响牙齿萌出的机制众多，对于从事口腔健康维护的专业工作者而言，做出诊断及相应的治疗计划并不是一件易事。本章将从临床角度对这些因素进行分析，并提出治疗计划。最后，在可能的情况下，作者将提供每一种遗传性疾病的 OMIM 号，以方便读者获取更多信息。

引 言

在牙列发育过程中，20颗乳牙不仅是婴幼儿的咀嚼工具，同时也肩负着引导恒牙正常萌出的重任。虽然乳牙的脱落是一个可预见的过程，遵循着一定的时间规律，但对于单颗乳牙而言，同理论上的脱落时间相比，其实际的替换时间可能会存在一年甚至更长的时间差异，这种正常的差异体现了儿童牙列发育的个性化特点。一般来说，下颌乳牙的脱落时间早于上颌，替换的顺序通常由前至后，只有上颌尖牙例外。女孩牙齿的替换时间早于男孩[1]。但是，如果乳牙在牙齿发育过程中过早脱落，则有可能提示儿童存在局部或系统性的病理改变。

本章将着眼于这些可能的病理改变，尽可能为相关领域医生提供直接的

Michael Milano

美国北卡罗来纳大学牙医学院儿童口腔科，北卡罗来纳州，教堂山

e-mail: Michael_Milano@unc.edu

诊断和处理方法。需要注意的是，本章所讨论的情况往往伴发全身症状，因此在诊断，尤其是治疗的时候，需要结合参考临床医生和口腔医生两者的意见[2]。

本章内容在写作上尽可能将病史采集和做出正确诊断的过程用逻辑性较强的思路向读者展示，毕竟正确的诊断是开展合理治疗的前提。内容将分3部分展开，以传统文字形式的表述为主。此外，本章中将结合表格以方便读者在进行临床症状描述时就能做出探索性诊断。最后，病例图片也将帮助口腔医生提高诊断水平。

乳牙早失

◆ 环境因素

引起牙齿发育异常的环境因素众多，如前面章节提及的牙齿数目异常和牙釉质及牙本质发育异常。同样，这些众多的环境因素也能够影响牙齿的脱落。对于临床工作者而言，面对乳牙早失的患者，往往难以判断其病因是环境因素、系统性疾病还是遗传因素。

肢痛症

肢痛症也被称为"粉红病"，该病较为罕见，主要表现为儿童对含汞药物或霜剂高度敏感[3-4]。临床特征包括发热、大量出汗、食欲缺乏、精神倦怠、易怒、心动过速、高血压、畏光和由于手掌及脚掌的脱屑而使得皮肤呈现粉红色[1,3]。

口腔检查可发现黏膜上皮出现感染和溃疡。此外，也有唾液分泌过多的报道。乳牙早失常继发于牙槽骨吸收[3]。

虽然该病的体征和症状较为复杂，但患者常在接触口腔医生之前，已经由临床医生做出诊断并接受相应的对症治疗。

自体主动拔除

患者本人主动拔除牙齿的情况并不多见，这类患者往往伴有其他自我伤害行为。这类病理改变包括先天痛觉异常和Lesch-Nyhan综合征[5]。这些自我伤害行为在口内主要表现为软组织撕裂、溃疡和自体恒牙的主动拔除[5]。Armstrong和Matt（1999）曾报道一例对痛觉不敏感的自闭症患儿拔除自体牙齿的病例；在另一病例中，自闭症患儿在数月时间内拔除了7颗自体恒牙[5]。对于这类患者，治疗手段对大部分病例极其有限。

◆ 遗传因素

Chediak-Higashi 综合征

Chediak-Higashi 综合征（OMIM #214500）是一种常染色体隐性遗传疾病，发病年龄各异，病因为溶酶体转运调节基因的突变导致中性粒细胞计数减少和容易出现感染[1]。临床常表现为呼吸道及皮肤感染。此外，眼部特征也不鲜见，主要表现为斜视和眼球震颤[1]。口腔症状主要为早发性牙周炎且病变程度重，牙齿松动明显。牙周损伤多伴重度牙龈炎症[1]。

在接触口腔医生之前，Chediak-Higashi综合征患者的诊断往往已由其临床医生做出。口腔治疗往往根据患者症状对症处理。Bailleul-Forestier等[6]曾报道一例Chediak-Higashi综合征病例，患者女性，12岁，表现有较为显著的牙周症状。学者在文中指出，该患者的后续治疗包括牙周基础治疗、定期复诊、加强患者依从性及长期抗生素治疗，该患者在 9 年的随访期内能够维持良好的牙周健康[6]。因常伴有反复感染和凝血时间异常，患者必要时应当接受临床医生的检查[6]。

Singleton-Merten 综合征

Singleton-Merten 综 合 征（OMIM #182250）常累及机体多个系统，具有常染色体显性遗传特征[1]。由于疾病侵犯系统较多，患者多在 4~18 岁死亡。较之于口腔表现，该病多基于全身临床症状而得到诊断。

Singleton-Merten 综合征通常表现为手、足部的骨骼异常、关节半脱位、滑膜撕裂和肌肉无力，患者多见身高发育不足并伴有骨质疏松。心血管系统常可见特发性主动脉弓及瓣膜钙化。对于该病，临床也有青光眼和不育的报道[1,7]。

乳、恒牙均可受累，表现为牙齿早失[1,7]。乳牙列常可见牙齿迟萌及牙根发育迟缓。加之牙根吸收速率增快和牙槽骨出现病理性吸收，乳牙松动度增加从而引起乳牙列缺损[1,7]。对于该疾病的口腔异常通常采取对症治疗。

Coffin-Lowry 综合征

Coffin-Lowry 综合征（OMIM #303600）是一种 X 染色体异常的遗传性疾病，其致病机制是生长因子相关基因发生突变[1,8]。患者通常表现出智力缺陷和骨骼异常[1,8-10]，具有典型的前囟门未闭的面部特征（图 3.1）。患者还可表现为手掌宽厚、关节伸展性增加、肌张力减退及感音神经性听力下降。上述这些症状均是疾病的常见特征[1,8-10]。

Coffin-Lowry 综合征的口腔异常通常累及软硬组织。软组织异常包括分叉舌和口唇肥厚[8]，其他显著的口腔表征为下颌前突、腭盖高拱、过小牙和乳牙早失[1,8-10]。乳牙脱落时牙根吸收并不明

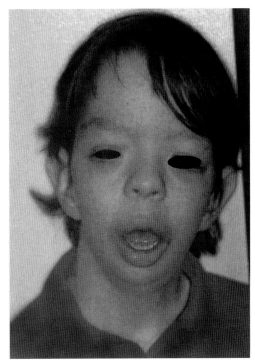

图 3.1　Coffin-Lowry 综合征患者的典型面部容貌

显，其病理机制主要考虑为牙骨质的发育不良[10]。

患者的口腔表现有助于对疾病的诊断，但是其临床表现更加典型且涉及范围较广，使得患者在接触口腔医生前已经确诊。口腔处理主要是拔除明显松动的牙齿、对症治疗和积极维护口腔卫生[8]。

Hajdu-Cheney 综合征

Hajdu-Cheney 综 合 征（OMIM #102500）较为罕见，通常表现为进行性骨代谢异常造成手（足）末端指（趾）骨溶解[11-12]。该疾病已被证实为常染色体显性遗传，发病原因为体内重要的基因表达调节子 NOTCH2 发生基因突变。Hajdu-Cheney 综合征临床表现较为多样，常影响骨骼和其他组织[1,11-12]。

疾病临床表现典型。除手和足的骨质溶解外，Hajdu-Cheney 综合征患者

通常还伴有关节滑脱、身材矮小、脊柱侧凸弯、驼背和其他多种溶骨性病损[1,11-12]。

患者还具有典型的面部容貌。这些颅面部特征虽不是该疾病特发，但其依然有助于对疾病做出正确诊断。颅面部特征包括颅骨伸长、蝶鞍增宽、额窦消失、小颌畸形和长头[11-12]，也有头发毛糙、眼睑增厚和杵状指的报道[11]。

Hajdu-Cheney 综合征的口腔表现包括累及软硬组织的病理性改变，如牙龈炎症伴探诊出血和牙周炎症伴牙槽骨吸收[11]。口腔硬组织改变有牙根发育不良，牙本质、牙骨质的结构改变。这些病变常导致牙齿早失[11-12]。

Ehlers-Danlos 综合征

Ehlers-Danlos 综合征（OMIM #130090）表现为多种遗传性发育异常，其发病原因在于编码多种胶原及蛋白的基因发生突变。Ehlers-Danlos 综合征患者可见皮肤过度伸展及手指和足趾的关节动度过大[1,13-14]。导致这些病理表现的机制可能在于胶原代谢的异常。该病具有多种亚型，其发病率大约为 1/5000，具有常染色体显性遗传的发病特征[1,13-14]。

该病所表现的牙齿改变同胶原代谢异常相关，且胶原代谢异常在疾病不同亚型间存在差异。总的来说，胶原代谢异常导致牙槽嵴和根尖周骨质过度吸收[13]，口腔黏膜和血管脆性增加，加之伴发进行性牙周炎症，从而出现牙槽骨重度吸收使得牙齿脱落。牙龈炎症在临床上较为多见[13]。

尽管单纯口腔卫生维护并不能阻止因附着丧失所造成的牙齿过早脱落。但对于口腔表现异常，首要的治疗目标是控制疾病所导致的牙齿脱落，此外，有

文献报道正畸治疗可进一步加重骨质吸收[13-14]。

Papillon-Lefevre 综合征

Papillon-Lefevre 综合征（OMIM #245000）的发病原因是组织蛋白酶 C 的基因突变，该基因所编码的蛋白对免疫细胞功能发挥具有重要意义。疾病最为显著的临床特征是掌心和足底的过度角化（图 3.2A，B），这一临床特征同时也是疾病诊断最为重要的判定标准[1,3,15-18]。Papillon-Lefevre 综合征较为罕见，具有常染色体隐性遗传的发病特征，无性别差异，发病率为 1/1000 000 ~ 4/1000 000[1,15-18]。

相关口腔改变自乳牙萌出及掌趾开始过度角化即可出现[17]。乳、恒牙列均可受累，牙齿早失常继发于重度牙周炎症，表现为骨质丧失、牙龈充血及水肿，使得牙周探诊深度进一步增加[15,18]。牙齿动度增加多引起咀嚼不适[16]。影像学检查常提示乳牙列中出现牙槽骨广泛破坏[16]。

虽然 Papillon-Lefevre 综合征可通过手足组织的病理切片做出诊断，但临床更多基于临床表现和遗传学检测对疾病进行诊断[18]。对于该疾病的诊断需要满足 3 个条件[18]：

1. 常染色体隐性遗传。
2. 掌趾皮肤过度角化。
3. 乳、恒牙列出现牙齿早失。

Papillon-Lefevre 综合征的治疗遵循多学科联合的原则，具体包括 4 方面内容：①专业的诊室内治疗；②有症状患牙的对症治疗；③家庭口腔卫生良好维护；④抗生素治疗。诊室内治疗包括牙周洁治、刮治及根面平整，同时拔除没有保留价值的患牙。部分病例甚至建议拔除全部乳牙来使恒牙萌出环境更

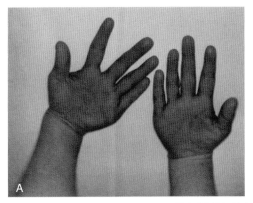 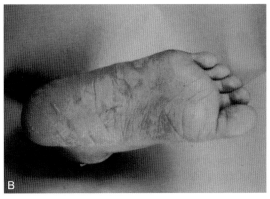

图 3.2 A，B. Papillon-Lefevre 综合征所表现出的掌心及足底过度角化

加健康[3,17]。

家庭维护包括局部菌斑持续控制[15]。必要时可使用抗生素，包括广谱抗生素和针对特异致病菌的窄谱抗生素[3,15,17-18]。早期治疗至关重要，能有助于恒牙列的存留[1]。

家族性颌骨增大症

家族性颌骨增大症（OMIM #118400）较为罕见，发病年龄常为 2~4 岁[1]，具有常染色体显性遗传特征，临床表现高度多样[1,3]。该病的致病机制在于纤维及骨组织发生异常改变，表现为上、下颌骨破骨性退行性变，同时伴有纤维组织大量增生。

家族性颌骨增大症的典型面部容貌具有两方面特征：上颌骨肿胀伴眼球移位和下颌双侧肿胀[3]。青春期前，下颌骨对称性肿胀的程度逐渐加重，之后病情变化趋于稳定并于青春期后出现肿胀消退[1,18]。

影像学检查常可见下颌肿胀区域有多发性囊样透射病损，异常影像学表现亦可见于肋骨[1,3,19]。多房囊性病变常累及邻近牙列（图 3.3），造成乳恒牙移位。由于牙齿松动度增加，可出现继发疼痛伴牙齿最终脱落。在部分病例，乳牙脱落最早可发生于 22 月龄[1,3,19]。

家族性颌骨增大症的诊断通常需要综合临床表现、影像学和组织病理学检查结果。患者的家族史也是临床诊断的重要参考[19]。治疗因人而异，如果患者因容貌异常而出现心理及社会学问题，则建议行手术治疗。病损在青春期后会逐渐消退，因此手术时间和出现自然消退时间的间隔并不会很长。术中多进行自体骨移植，术后通过治疗降低破骨细胞活性[20]。

若纤维及骨组织的进行性病损导致牙齿移位和脱落，则行修复治疗以维持咀嚼功能。

◆ **内分泌因素**

低磷酸盐血症

低磷酸盐血症或低磷酸盐血症性佝偻病是肾小管转运磷酸盐发生异常而导致的一类疾病，该病表现多样，有 X 染色体遗传型（OMIM #307800）、维生素 D 耐受的常染色体显性遗传（OMIM #193100）和常染色体隐性遗传型（OMIM #241520）[3,21]。临床表征通常在患儿出生后第二年开始显现，同时伴有身高发育不足和弓形腿[3,21]。

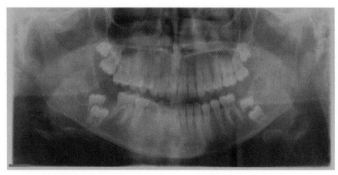

图 3.3　家族性颌骨增大症患者的全口曲面断层片，下颌骨可见对称的多房囊样病损

患者釉质通常较薄且矿化程度不足，髓室较大，髓角较高。因此即使牙齿没有龋坏也常出现牙髓暴露，引起自发性牙源性脓肿进而导致骨质破坏和乳牙早失[3,21]。

通常在口腔医生诊断之前，内科医生已经对患者疾病做出诊断。口腔影像学检查可见前文提及的釉质及髓室改变。此外，还可观察到牙槽骨的骨小梁改变及硬骨板异常或消失[3]。

临床上多依据患儿临床表现制订治疗计划。一般给予维生素 D 和磷酸盐补充物以提高牙齿和骨骼矿化程度。牙髓治疗后患牙行全冠保护，如若患牙出现脓肿也可拔除。虽然治疗方法多样，但对于口腔病损严重的患儿开展治疗仍然较为困难且预后情况并不确定。

甲状腺功能亢进

甲状腺功能亢进（OMIM #275000）是一种常染色体显性遗传疾病，通常导致自身免疫反应亢进。机体产生促甲状腺激素受体的抗体，通过生理性反馈调节环路导致甲状腺激素过分泌。如果牙周组织已经出现骨缺损，血循环中升高的甲状腺激素可导致破骨细胞增多从而使得骨组织成熟和改建速率加快，进一步导致牙槽骨丧失、乳牙早失和相应恒牙萌出速率加快[1,22]。

血循环中甲状腺激素升高也是甲状腺功能亢进所表现的各种临床特点的病因，这些临床特点包括亢奋和情绪波动大[1,22]。疾病诊断通常基于血液检测的结果，该检测可提示血循环中甲状腺激素水平的升高。口腔治疗根据不同患者的不同症状对症施治。

低磷酸酯酶症

低磷酸酯酶症是由于碱性磷酸酶缺陷导致的骨组织矿化不良[1,3,15,23]。该病表现形式及遗传方式多样，既有常染色体隐性遗传，也有常染色体显性遗传[1,3,24]。

低磷酸酯酶症有 3 种形式，预后各不相同，通常发病越早，严重程度越高[1,3]。疾病表型从最轻微的乳牙早失到较为严重的骨组织异常甚至发生新生儿死亡[15]。

根据发病时间不同，低磷酸酯酶症可分为 3 类：婴儿期发病型、青少年期发病型和成人型[3,25]。3 种类型根据诊断时间及严重程度在组织学上分别有各自特点[3]。

1. 婴儿期发病：常染色体隐性遗传，通常致命（OMIM #241500）。

2. 青少年期发病：常染色体隐性遗传，病情较轻（OMIM #241510）。

3. 成年型：常染色体显性遗传，病情最轻（OMIM #146300）。

低磷酸酯酶症患者最为突出的口腔表现是乳牙松动和早失，以下颌前牙表现最为明显[3,25]。牙齿脱落既同牙槽骨吸收有关，也和牙骨质发育不良密切联系（图3.4）[1,3]。碱性磷酸酶对于正常矿化组织的发育至关重要，低磷酸酯酶症可导致成牙骨质细胞功能异常并影响细胞对焦磷酸盐的调节能力，而后者在牙骨质形成时期对正常组织形成和矿化至关重要。牙骨质发育异常导致牙齿同牙槽骨的附着能力减弱，从而造成乳牙早失[15]。牙齿脱落时通常不伴有明显的牙龈炎症和菌斑堆积（图3.5）[1,14]。

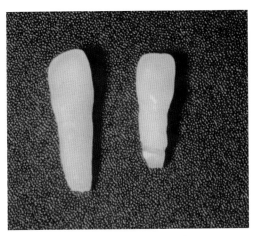

图3.4 低磷酸酯酶症患者早失的牙齿

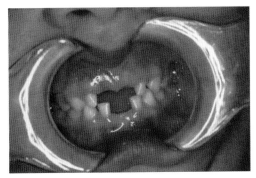

图3.5 低磷酸酯酶症患儿牙齿早失部位的炎症反应并不明显

牙齿受累顺序常同其萌出顺序一致，因此萌出较早的牙齿其受累的可能性更高，如下颌乳前牙[15]。需要注意的是后牙同样存在早期脱落的可能[23]。口腔表现还包括釉质发育异常、髓腔和根管增大、球茎状牙冠和牙本质形成时间延迟[23-24]。

低磷酸酯酶症的诊断通常有两种方法。实验室检查可确定血浆碱性磷酸酶水平，如果患有低磷酸酯酶症，血浆和骨组织的碱性磷酸酶活性都会出现异常[3,15,23]。另一种诊断方法是牙骨质组织学检查，该检查可发现牙骨质发育不良甚至缺如，导致在牙根吸收前出现乳牙早失[1,23]。

最近，Whyte 等[26]开展了一项多国合作的开放式临床研究。利用 ENB0040 和 10- 天门冬氨酸通过酶替换疗法治疗婴儿期低磷酸酯酶症。ENB0040 是一种重组人组织非特异性碱性磷酸酶（TNSALP;171760）。该研究共纳入 11 例婴儿期患者，均患有威胁生命的低磷酸酯酶症。经过 6 个月治疗，9 名患者表现出机体发育和肺功能的改善，且骨组织发育正常[26]。该疾病常规治疗方法至今仍以对症治疗为主，利用非类固醇类抗炎药物减轻症状[15,23]。局部处理需重点强调口腔卫生维护[23]。虽然受累乳牙预后较差，但由于恒牙受累较少，通常预后较为理想[23]。虽然目前并不清楚酶替代疗法对口腔表现的可能作用以及开展该治疗的合适时机，但学者推测在牙根形成期开始治疗可能较为理想，因为这一干预措施能够促进牙骨质的正常形成。

◆ 免疫因素

青春期前牙周炎

青春期前牙周炎好发于 4 岁左右，

分局限型和广泛型[1]。局限型牙龈受累较轻，无明显感染症状[1]。广泛型患者可出现重度急性牙龈炎症，乳牙牙龈即可出现退缩[1]。青春期前牙周炎患者的牙槽骨破坏较之于成人更加迅速[1]。

青春期前牙周炎所导致的牙齿早失需要与继发于低磷酸酯酶症的牙齿早失相互鉴别。前者是女性患者牙齿早失的主要原因，且伴放线放线杆菌的血清学反应呈阳性[1]。

白细胞黏附功能缺陷

白细胞黏附功能缺陷（OMIM #612840）较为罕见，多为常染色体隐性遗传。该疾病患者的白细胞黏附功能出现障碍，从而导致白细胞细菌吞噬功能异常[13,27-29]。功能缺陷细胞的表面蛋白异常，使得白细胞向感染部位迁移的能力受损[15]。白细胞吞噬细菌的功能降低增加了机体感染的风险，导致牙周病的发生[15,22]。

白细胞黏附功能缺陷的临床特点同白细胞功能受损相关。患儿出现反复真菌和细菌感染，伤口难以愈合。此外，反复性感染还可见于皮肤和中耳，在其胃肠道和黏膜亦可见坏死性感染[15,27-29]。皮肤感染一般无脓液形成[29]。

口腔病损多继发于重度慢性感染。重度牙周炎可导致牙槽骨快速吸收（图3.6）。乳牙列早期出现的牙周炎及其导致的快速牙槽骨吸收（图3.7）是一些患者全牙列乳牙早失的病因[15,27-29]。在乳、恒牙列均可见受累牙局部牙龈存在较重的炎症反应[15,28]（表3.1）。

该病病程较长且常累及除口腔外的其他系统，因此通常在口腔医生之前疾病已经得到诊断[15,28]。然而图3.6

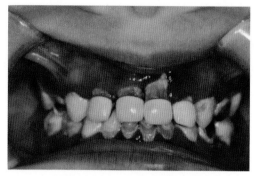

图3.6　白细胞功能缺陷导致的重度牙龈炎和牙周炎

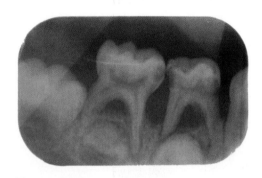

图3.7　白细胞功能缺陷所致的牙周炎及牙槽骨吸收

和3.7中的患儿虽然多次接受临床检查，疾病并未得到确切诊断，正是由于口腔医生发现了专科症状，方才使诊断明确。

中性粒细胞减少症（周期型/非周期型）

中性粒细胞减少症发病形式多样，病因各异，可能是药物诱导性或特发性、获得性或先天性、周期型或持续型[25]。儿童患者的中性粒细胞减少症通常继发于某种药物的摄取后。周期型中性粒细胞减少症是一种常染色体显性遗传疾病（OMIM #162800）[1,3,30-31]。除病因外，疾病的病理生理学特征较为统一。患儿外周血中中性粒细胞数目减少，导致机体对感染的易感性增高，出现牙龈炎、牙周炎和牙齿早失[25]。

由于外周血中中性粒细胞数目减少，患儿出现机会性感染和反复感染的概率增加，易发生呼吸道和皮肤的感染及中耳炎[3]。其他临床表现还包括发热、萎靡不振、口疮性口炎、咽炎、局限性淋巴结炎、头痛和结膜炎[3]。

中性粒细胞减少症患儿的口腔病理学表现通常与其免疫系统受损相关。重度牙龈炎和溃疡所带来的疼痛甚至可能影响刷牙、进食和口服药物。如果是周期型中性粒细胞减少症，当细胞计数正常时，临床检查可见牙龈恢复健康[1,3,30-32]。

反复、持续的刺激牙龈和其他牙齿支持组织可造成远期不良影响，最终导致支持骨组织丧失。牙槽骨重度吸收可使得乳、恒牙列均出现牙齿松动[1,3,31-33]。

由于多种因素可导致中性粒细胞减少，因此疾病（包括药物诱导性中性粒细胞减少症）可发生于任何年龄，但周期型中性粒细胞减少症多发于出生后不久或幼儿期早期[3,30]。虽然初始临床表现发生于口腔，但在绝大多数情况下，患者的内科医生在口腔医生之前就已经对疾病做出诊断，他们对疾病的诊断主要基于临床表现，但最终诊断同样需要实验室检查结果的支持[25]。血液分析和能够进行细胞分型的全血细胞计数能够证明中性粒细胞数目减少（如果是周期型中性粒细胞减少，需要进行多次血液学检查以监测细胞周期性减少的情况）[31-32]。粒细胞集落刺激因子可通过刺激骨髓生成更多的白细胞来治疗多种类型中性粒细胞减少症。

口腔治疗的目标在于采取必要措施防止牙龈炎症导致的牙槽骨吸收，并积极控制菌斑形成[33]，具体方法包括机械法和化学药物法。机械法包括机械刮治和根面平整，使得患者无论是在诊室还是家中都能进行综合预防和护理维护以保持口腔卫生并控制局部菌斑[30,32]。化学药物法主要是使用抗生素和醋酸氯已定（洗必泰）[25,31-32]。遗憾的是，在积极控制局部菌斑的情况下，相当一部分患者仍然无法保持高质量的口腔卫生，造成疾病继续进展。

组织细胞增多症 X/ 朗格汉斯细胞增多症

组织细胞增多症 X（OMIM #602782）较为罕见，其特征表现为多个器官或组织出现组织细胞瘤性或反应性增生[1,15,34-35]，多见于儿童（6 岁之前）或年轻成人[25,36]。有学者认为该病的发生不存在性别差异，但也有该疾病好发于男性的报道。疾病发生在种族间不存在差异[25,34,36]。目前普遍认为增多的组织细胞是朗格汉斯细胞，但该疾病发病形式较为多样，包括 Letterer-Siwe 型、Hand-Schuller-Christian 型和嗜酸性肉芽肿型[1,3,25]。上述几种类型病变的病理生理特点均同朗格汉斯细胞有关，可通过组织学切片进行诊断[3,15,37]。

疾病的不同类型具有各自不同的严重程度和临床特征[3]。Letterer-Siwe 型发病较急，可散在发作或集中暴发。该型病变通常累及小于三岁的婴幼儿，临床观察可见患者低热、皮肤出现红色斑疹、血小板减少、贫血、淋巴结炎和肝脾大；也可观察到骨骼异常[3,36]，表现为下颌骨、颅骨和长骨中出现透射样病损[36]。Letterer-Siwe 型通常预后较差，大部分患者短期内出现死亡[36]。

Hand-Schuller-Christian 型是朗格汉斯细胞增多症的另外一型，具有散发及慢性发作的特点。患者同样表现出频繁的发烧和感染，包括耳炎、上呼吸道感染、皮疹、乳突炎和淋巴结炎、肝脾大[36]。

症状最轻且报道最多的是嗜酸性粒细胞肉芽肿。虽然包括下颌骨在内的任何一处骨组织都有可能受累，但最常见的临床表现是重度青少年牙周炎[36]。概括说来，朗格汉斯细胞增多症早期发病的散发病例通常预后较差，而发病局限的轻微病例预后较佳[15]。

朗格汉斯细胞增多症临床表现多样，但具有一定共性[25]，表现为发热、皮疹、中耳炎、贫血、淋巴结炎、肝脾大和溶骨性骨改变。这些特点均同组织细胞浸润至皮肤、骨、肝脏和脾脏等终末靶器官有关[15,37]。

口腔特征也同组织细胞浸润和骨溶解有关[35]，包括牙槽肿胀伴牙齿松动、疼痛、肿胀、口臭、牙龈增生、溃疡、牙龈坏死、牙齿早失、牙周袋形成和出血[1,3,15,25,34,36]。

影像学观察可见牙槽骨吸收，表现为离散的透射样病损，使得牙齿"浮于"牙槽骨内[1,15,37]。虽然此类透射样病损可发生于多处（如颅骨、肋骨、骨盆、股骨和肱骨），但下颌骨最常受累，其受累部位多见于磨牙区（图3.8）[3,36]。

疾病治疗手段多样，通常根据严重程度进行放射治疗和免疫抑制药物治疗[25]。虽然有文献提及在一定时期内患者可以观察为主，但鉴于该病极少具有自限性，作者推荐的治疗手段包括手术、皮质类固醇注射或低剂量放射治疗[3,25]。口腔治疗包括刮治和根面平整，必要时拔除患牙。在口腔治疗中也会使用到醋酸洗必泰溶液[15,34]。

朗格汉斯细胞增多症是一种可由口腔医生最先发现并做出诊断的系统性疾病。对于部分病例，最早的病理学改变出现于口腔，患者因此来寻求口腔医生的帮助[36]。据报道，高达20%的病例首先在口腔中出现组织浸润，且通常为下颌骨[15]。

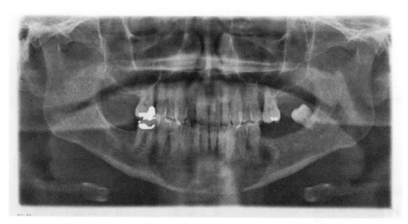

图3.8 朗格汉斯细胞增多症患者的全口曲面断层片，可见"漂浮"的牙齿

表 3.1 同乳牙早失相关的疾病

疾病	发病年龄	牙龈炎症	临床表现	口腔表现	影像学表现	病因	口腔治疗	附注
肢端痛	不限	不限	发热、盗汗、食欲缺乏、倦怠、易怒、心动过速、高血压	黏膜炎症和溃疡	牙槽骨吸收	高敏儿童接触含汞药物	对症治疗	
Chediak-Higashi 综合征	不限	严重	呼吸道感染、斜视、眼球震颤	牙周组织早期即可出现重度破坏	牙槽骨破坏	常染色体隐性遗传	对症治疗	
Singleton-Merten 综合征	不限	不限	手足畸形、关节半脱位、韧带撕裂、肌无力、身高发育不足、骨质疏松、主动脉弓和瓣膜特发性钙化、青光眼、不育	牙齿迟萌	牙槽骨吸收，牙根发育延迟、急性牙根吸收	常染色体显性遗传	对症治疗	
Coffin-Lowry 综合征	出生	不限	前囟门不闭、手掌肥厚、关节过度伸展、广泛性张力减退、神经性耳聋、智力发育障碍	分叉舌、嘴唇肥厚、下颌前突、腭盖高拱、过小牙	牙槽骨吸收，牙松动牙无明显根吸收	X染色体遗传	对症治疗。拔除松动牙齿，积极维护口腔卫生	患牙牙根表面牙骨质发育不良
Hajdu-Cheney 综合征	儿童期，具体发病年龄不限	阳性，探诊出血	掌骨和趾骨的末端关节出现溶骨性改变，关节松弛，脊柱侧凸，驼背，身高发育不足，小颌畸形，长头，毛发粗糙，眼睑肥厚，杵状指	牙龈炎，牙周炎	牙槽骨萎缩，多处出现溶骨性病损，牙根发育不良，牙骨质改变	常染色体显性遗传	对症治疗	
Ehlers-Danlos 综合征	不限	阳性	皮肤过度松弛、掌趾关节活动度增大	牙槽骨和根尖周组织骨质吸收明显	牙槽骨吸收，根尖周组织及牙根吸收	常染色体显性遗传，具有多种亚型	对症治疗，维护口腔卫生，控制附着丧失	
Papillon-Lefevre 综合征	乳牙列萌出初期	阳性，牙龈充血和水肿	掌心和足底过度角化	重度牙周炎伴深牙周袋形成	广泛性牙槽骨吸收	常染色体隐性遗传	积极开展预防性治疗（刮治和根面平整），患者面时需注意良好的口腔卫生维护，用抗生素并拔除患牙	乳恒牙列均可受累，必要时拔除所有恒牙，以使恒牙在健康口腔环境中萌出

表 3.1（续表）

疾病	发病年龄	牙龈炎症	临床表现	口腔表现	影像学表现	病因	口腔治疗	附注
家族性颌骨增大症	2~4岁发病，下颌骨肿胀变化程度在青春期前逐渐趋于稳定	不限	下颌骨对称性肿胀，眼球移位	下颌骨肿胀导致乳恒牙移位	肋骨和下颌骨可见多房透射性囊样病损	常染色体显性遗传，表型高度变异	对症治疗	
低磷酸盐血症	2岁时症状较为明显	不限	身高发育不足，弓形腿	牙髓暴露，伴自发性脓肿	牙釉质矿化不良，髓腔增高，骨小梁变高，硬骨板异常改变或消失	遗传方式各异	治疗方法依患者临床表现不同而有所差异，包括牙髓治疗后全冠保护、拔除根尖周脓肿患牙	
甲状腺功能减退	不限	阳性	外周血中甲状腺激素水平增高，亢奋，情绪波动较大	恒牙早萌	骨代谢水平提高导致骨质丢失	外周血中甲状腺激素水平增高，导致破骨细胞数目增多	对症治疗	
低磷酸酯酶症	不限，发病年龄常提示疾病严重程度和预后不良	炎症较轻，菌斑不明显	骨质矿化不良	下颌切牙可出现自发性牙齿脱落，牙釉质发育不良，球茎状牙冠	髓腔和根管扩大，牙本质形成延迟	遗传性疾病，遗传方式多样	预防为主，加强口腔卫生维护	牙骨质缺陷
青春期前牙周炎	4岁前后	局限型可见轻度牙龈炎；广泛型可见急性重度牙龈炎伴牙龈退缩	无特异性	可见牙龈炎症伴牙龈退缩	牙槽骨快速吸收	伴放线菌血清学检测阳性	对症治疗	

表 3.1（续表）

疾病	发病年龄	牙龈炎症	临床表现	口腔表现	影像学表现	病因	口腔治疗	附注
白细胞黏附功能缺陷	病因不同发病年龄亦不同	牙龈炎症显著	反复真菌和细菌感染，反复皮肤感染及中耳炎，胃肠道感染和黏膜感染	早发型牙周炎	牙槽骨吸收迅速	不限；形式多样	积极口腔卫生维护，但常难以保留受累牙	乳恒牙列均可受累
中性粒细胞减少症	不限	阳性，常继发于牙外周血中性粒细胞数减少	易出现感染，机会性感染，发热，精神萎靡不振，咽炎，结膜炎（或）反复感染，头痛，局部淋巴结炎	牙龈炎，牙周炎，口疮性口腔炎，痛性口腔溃疡	牙槽骨支持作用丧失	形式多样；药物诱导性，特发性，周期性，持续性，获得性，先天性	预防牙龈炎症并积极开展菌斑控制，机械方法和（或）化学药物法，但常无法延缓病情进展	乳恒牙列均受累
朗格汉斯细胞增多症	通常早于 6 岁	阳性，可探及牙周袋	病变类型不同，临床表现不一。发热，皮疹，贫血，中耳炎，口臭，淋巴结炎，肝脾肿大	牙槽肿胀，疼痛，肿胀，口臭，溃疡，牙龈坏死	下颌骨常可见溶骨性（打孔样）病变，牙齿呈"漂浮状"	病变类型不同，病变严重程度，临床特征和预后不同	刮治和根面平整，拔除受累牙，局部使用氯已定溶液（洗必泰）	

恒牙迟萌

如前所述，乳牙脱落和继承恒牙萌出的过程遵循着特有的模式和时间特点。乳牙替换通常从6岁左右开始，直至12岁左右完成[38]，而恒牙萌出的时间点差异较大。

恒牙的萌出时间受多种因素影响，包括种族、性别和民族[38-39]。与男孩相比，女孩恒牙萌出的时间会提前4~6个月[39]，这同女孩开始发育的时间较早有关[39]。

同一个体的牙齿在牙弓内的发育时间也存在差异。在萌出时间的差异程度上，下颌切牙最小，下颌第二前磨牙差异最大[38]。

一些病理状态也同恒牙迟萌有关（表3.2），包括4大类：妊娠因素、遗传因素、局部因素和系统因素[39-40]。

妊娠因素

早 产

早产往往导致婴儿出生时体重异常，即出生体重低于2500克或妊娠时间不足37周[39]。多项研究已证实早产儿的乳恒牙列会出现迟萌[39]。牙齿迟萌的现象在越年幼的儿童中越为明显，随着年龄增长，牙齿萌出时间会逐渐趋于正常[39]。

局部因素

牙龈增生/多生牙/牙齿固连/口面裂

这些因素通常会导致恒牙迟萌，其原因在于牙齿萌出受到了物理因素阻碍如牙龈瘢痕组织或牙龈局部增生[39]。牙龈增生的原因则包括药物影响、遗传或激素分泌异常[39]。

多生牙和乳牙固连同样可以导致恒牙迟萌，需要注意的是，乳牙固连往往表现为乳牙脱落时间延迟[39-40]。多生牙较多见于上颌切牙处，可引起牙列拥挤、牙齿移位和旋转，从而造成相关牙齿阻生[38-39]。

口面裂患儿同样会存在牙齿迟萌[38]。

系统因素

系统因素可以导致牙齿迟萌，包括代谢异常、营养异常和内分泌异常[39-40]，作者就曾报道在慢性营养不良儿童中发生牙齿迟萌[39]。诸如甲状腺或垂体功能减退等内分泌因素同样可以导致牙齿迟萌[39-40]。此外，其他一些影响系统性生长的因素，如肾脏病变等，也可导致牙齿迟萌[39]。

甲状腺功能减退

类似于其他内分泌系统疾病，甲状腺功能减退（OMIM #275120）可影响整个机体的生长发育[39]。该病通常在出生时通过血液学检测确诊[40]。虽然该病有多种类型（先天性/获得性），但不同类型的发病机制基本类似。如果无法得到有效治疗，血循环中降低的甲状腺激素水平可使得儿童出现身高发育不足、四肢短和头大等表型。肥胖同样是该病的常见临床特征[40]。

甲状腺功能减退的口腔表现同生长发育异常有关。牙齿大小、形态和数目正常，但由于颌骨发育不足，在牙弓中排列较为拥挤[40]。此外，舌体肥厚常导致前牙开𬌗[40]，牙列错𬌗畸形伴发的口呼吸导致牙龈出现增生[40]。

垂体功能减退

如前所述，该病（OMIM #241540）也被称为垂体相关性侏儒症，影响患儿整个机体的生长发育[39-40]。从发病机制上讲，垂体功能减退会导致生长激素分泌不足，使得较之于其实际生理年龄，患儿样貌显得更为幼小。这一疾病也可在出生时通过血液学检测加以诊断[40]。

同垂体功能减退最为相关的口腔表现是恒牙迟萌及乳牙脱落延迟。临床常可见虽然迟萌恒牙始终处于未萌状态，但牙根发育的进程并未停止[40]。

遗传性疾病

正如第二章中所讨论，很多疾病可以导致牙齿萌出延迟，如 Apert 综合征和 Gardner 综合征[38-41]。本章节接下来的内容将讨论一些遗传性疾病和之前提及的部分内分泌异常疾病。

Apert 综合征

该类遗传疾病（OMIM #101200）主要是由于编码成纤维细胞生长因子受体的基因发生异常（图 3.9）。虽然该病的病理机制并不清楚，但疾病最终会导致牙龈增厚，牙齿在萌出过程中需要穿过增厚的牙龈，导致迟萌现象高发。

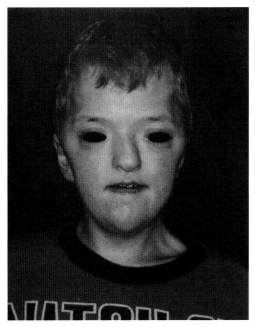

图 3.9 Apert 综合征患者的颜面部表现

口内检查可见上颌牙弓迟萌牙齿周围组织肿胀，为该病较为特异的口腔表现[38]。

Gardner 综合征

该疾病较为罕见，为常染色体显性遗传疾病（OMIM #175100），可影响多个靶器官。临床表现包括骨瘤、胃肠道息肉、皮肤和软组织肿瘤以及视网膜病变，上述临床表现在该病的发生中具有特异性[38]。

除此以外，Gardner 综合征还会出现口腔表现，高达 75% 患儿表现出口腔异常，包括多生牙、牙齿形态异常、磨牙牙根融合、牙骨质增厚、先天缺牙、牙瘤及牙齿的迟萌和阻生。因该病的口腔表现多样，口腔专科医生可能首先做出该疾病诊断[38]。

Down 综合征

Down 综合征（OMIM #190685，21 三体综合征）是一种遗传性疾病，表现为多器官先天发育异常并具有典型的容貌特征[40]，如眼球上斜及鼻梁塌陷[37]，许多患者还会出现外耳畸形。此外，Down 综合征还会导致许多继发性疾病，包括慢性呼吸道感染、免疫系统损伤及心脏疾病[40]。

患者口腔表现多样且变异较大，常见的有舌体肥厚、中上面部发育不足、牙龈炎、重度牙周疾病和牙列拥挤[40]。牙齿萌出延迟及萌出顺序异常也较为多见[40]。

颅锁发育不全综合征

颅锁发育不全综合征（cleidocranial dysplasia，CCD；OMIM #119600）较为罕见，是一种常染色体显性遗传疾病，表现为牙齿异常和特异性锁骨发育不良[38,40-41]。CCD 的发病率大约为 1/1 000 000，散发病例具有一定的变异性[40-41]。

除锁骨发育不良，该病患儿还具有

一些共同特征。包括颅缝不闭合、额窦缩小、面中部发育不良和身材矮小[40-41]。

超过 90% 的患儿会出现口腔异常。

多生牙及上颌发育不足通常会导致牙列拥挤及其他类型错𬌗畸形；乳恒牙迟萌及乳牙脱落延迟同样较为常见[40-41]。

表 3.2　恒牙迟萌的相关因素

疾病	发病年龄	临床表现	口腔表现	病因	特殊治疗
早产	出生	发育不完全程度不同，系统性异常程度也存在差异	乳恒牙列迟萌	不定	无特殊治疗
牙龈增生	不定	根据导致增生的原因不同临床表现各异	牙龈组织增厚覆盖牙齿造成迟萌	不定，口腔卫生维护不佳可加重病情	牙周医生会诊，牙龈切除，改善口腔卫生以消除潜在病因
多生牙	不定	不定，可为唯一表现	临床或影像学检查可见多生牙。多生牙可造成恒牙迟萌	不定	建议拔除多生牙。观察剩余牙齿生长发育
牙齿固连	不定	如不存在发育或系统性疾病，常无明显临床表现	牙齿下沉，低于咬合平面	牙周膜消失，牙根面和牙槽骨直接接触	观察，必要时拔除患牙。观察其余牙齿生长发育
口面裂	出生	口面裂开，但部位和严重程度各异	个体差异较大	不定	儿童口腔科医生和（或）颌面外科医生会诊
慢性营养不良	不定	不定	表现多样，通常包括恒牙迟萌	营养或能量摄入不足	无特殊治疗。可请儿科医生和营养师会诊
甲状腺功能减退	不定，可为先天性或获得性	身高发育不足，四肢较短，大头	牙弓长度不足伴牙列拥挤，舌体肥厚伴前牙开𬌗	外周血甲状腺激素水平不足	观察生长和发育，必要时请正畸医生会诊
垂体功能减退	不定，可为先天性或获得性	影响整个机体发育，较之于实际生理年龄，儿童样貌偏小	恒牙迟萌，但牙根持续发育	垂体功能减退导致生长激素分泌降低	观察生长发育，必要时请正畸医生和口腔外科医生会诊
Apert 综合征	出生	并指（趾），多指（趾），眼球突出，眼肌瘫痪，颅缝早闭	腭盖高拱，腭后部开裂，悬雍垂裂，上颌发育不足，上牙弓肿胀伴牙齿不萌	常染色体显性遗传	对症治疗，观察生长发育，必要时请儿童口腔科和（或）颌面外科医生会诊
Gardner 综合征	出生，但确诊时间多不确定	骨瘤、胃肠道息肉、皮肤和软组织肿瘤、视网膜损伤	多生牙、牙齿发育异常、牙骨质增生、牙齿阻生	常染色体显性遗传	请正畸医生会诊以观察牙齿生长发育，请颌面外科医生会诊给予必要的专科干预
Down 综合征	出生	面部特征明显，包括眼球上斜，鼻梁塌陷	舌体肥厚，上面高发育不足，牙列拥挤，牙周疾病较为严重	21 号染色体出现三倍体突变	积极的口腔卫生维护，拔除无保留价值牙周病患牙，观察生长发育
颅锁不全综合征	出生	锁骨发育不良，颅缝不闭	面中部发育不良，牙列拥挤	常染色体显性遗传	必要时请正畸医生会诊以观察牙列生长发育。拔除无保留价值的牙齿

结 论

乳牙早失及恒牙迟萌是正常发育过程发生部分变异的表现。同时，如本章所述，这两种情况也可能存在于多种病理学异常中。

多种情况下医生都能对存在的病理状态进行治疗干预，因此早期诊断非常重要。此外，了解正确的治疗过程对于患者口腔健康保持和总体生活质量提高都有显著影响。

虽然对患者而言，口腔专科医生能够提供较好的治疗，但全科医生做出早期诊断并推荐合适的专科转诊可能才是最重要的早期干预措施，该措施能够帮助患者获得更好的后期治疗。

参考文献

[1] Hartsfield JK. Premature exfoliation of teeth in childhood and adolescence. Adv Pediatr, 1994, 41:453–470.

[2] Sharma G, Whatling R. Case report: premature exfoliation of primary teeth in a 4-year-old child, a diagnostic dilemma. Eur Arch Paediatr Dent, 2011, 12(6): 312–317.

[3] McDonald RE, Avery DR, Hartsfield JK. Acquired and developmental disturbances of the teeth and associated oral structures// McDonald RE, Avery DR, Dean JA. Dentistry for the child and adolescent. 8th ed. St. Louis: Mosby, 2004:103–147.

[4] Boraz R. Dental considerations in the treatment of Wiskott-Aldrich syndrome: report of a case. J Dent Child, 1989, 56(3):225–227.

[5] Armstrong D, Matt M. Auto extraction in an autistic dental patient: a case report. Spec Care Dentist, 1999, 19(2):72–74.

[6] Bailleul-Forestier I, Monod-Broca J, Ben-kerrou M, et al. Generalized periodontitis associated with Chediak-Higashi syndrome. J Periodontol, 2008, 79(7): 1263–1270.

[7] Feigenbaum A, Muller C, Yale C, et al. Singleton-Merten syndrome: an autosomal dominant disorder with variable expression. Am J Med Genet A, 2013, 161 A:360–370.

[8] Day P, Cole B, Welbury R. Coffin-Lowry syndrome and premature tooth loss: a case report. J Dent Child, 2000, 67(2): 148–150.

[9] Hartsfield JK, Hall BD, Griz AW, et al. Pleiotropy in Coffin-Lowry syndrome: sensorineural bearing deficit and premature tooth loss as early manifestations. Am J Med Genet, 1993, 45: 552–557.

[10] Norderyd J, Aronsson J. Hypoplastic root cementum and premature loss of primary teeth in Coffin-Lowry syndrome: a case report. Int J Paediatr Dent, 2012, 22:154–156.

[11] Bazopoulou-Kyrkanidou E, Vrahopoulos TP, Eliades G, et al. Periodontitis associated with Hajdu-Cheney syndrome. J Periodontol, 2007, 78:1831–1838.

[12] Grant S, Franklin CD, Lund I, et al. Acro-osteolysis (Hajdu-Cheney) syndrome. Oral Surg Oral Med Oral Pathol Oral Radiol Endod, 1995, 80:666–668.

[13] Karrer S, Landthaler M, Schmatz G. Ehlers-Danlos type Ⅷ: review of the literature. Clin Oral Invest, 2000, 4:66–69.

[14] Badauy CM, Gomes SS, Sant'Ana Filho M, et al. Ehlers-Danlos syndrome (EDS) type Ⅳ. Review of the literature. Clin Oral Invest, 2007, 11:183–187.

[15] Griffen AC. Periodontal problems in children and adolescents//Pinkham JR, Casamassimo PS, McTique DJ, Fields HW, et al. Pediatric dentistry infancy through

adolescence. 4th ed. St. Louis: Elsevier Saunders, 2005:414–422.

[16] Patel S, Davidson LE. Papillon-Lefevre syndrome: a report of two cases. Int J Paediatr Dent, 2004, 14: 288–294.

[17] De Freitas AC, Assed S, da Silva LEA, et al. Aggressive periodontitis associated with Papillon-Lefevre syndrome: report of a 14-year follow-up. Spec Care Dentist, 2007, 27(3):95–100.

[18] Canger EM, Celenk P, Devrim l, et al. Intraoral findings of Papillon-LeFevre syndrome. J Dent Child, 2008, 75:99–103.

[19] Prescott T, Redfors M, Fremstad Rustad C, et al. Characteristics of a Norwegian cherubism cohort: molecular genetic findings, oral manifestations and quality of life. Eur J Med Genet, 2013, 56:131–137.

[20] Fernandes Gomes M, Ferraz de Brito Penna Forte L, Hiraoka CM, et al. Clinical and surgical management of an aggressive cherubism treated with autogenous bone graft and calcitonin. ISRN Dent, 2011, 2011:340960.

[21] Douyere D, Joseph C, Gaucher C, et al. Familial hypophosphatemic vitamin D-resistant rickets-prevention of spontaneous dental abscesses on primary teeth: a case report. Oral Surg Oral Med Oral Pathol Oral Radiol Endod, 2009, 107:525–530.

[22] Feitosa DS, Marques MR, Casati MZ, et al. The influence of thyroid hormones on pefiodontitis-related bone loss and toothsupporting alveolar bone: a histological study in rats. J Periodontol Res, 2009, 44:472–478.

[23] Hollis A, Arundel P, High A, et al. Current concepts in hypophosphatasia: case report and literature review. Int J Paediatr Dent, 2013, 23:153–159.

[24] Morner E. Hypophosphatasia. Best Pract Clin Rheumatol, 2008, 22(1): 113–127.

[25] Sauk JJ. Defects of the teeth and tooth-bearing structures//Braham RL, Morris ME. Textbook of pediatric dentistry. 2nd ed. Baltimore: Williams and Wilkins, 1985: 72–104.

[26] Whyte MP, Greenberg CR, Salman NJ, et al. Enzyme-replacement therapy in life-threatening hypophosphatasia. N Engl J Med, 2012, 366(10):904–913.

[27] Majorana A, Notarangelo LD, Savoldi E, et al. Leukocyte adhesion deficiency in a child with severe oral involvement. Oral Surg Oral Med Oral Patrol Oral Radiol Endod, 1999, 87:691–694.

[28] Dababneh R, Al-wahadneh AM, Hamadneh S, et al. Periodontal manifestations of leukocyte adhesion deficiency type I. J Periodontal, 2008, 79:764–768.

[29] Nagendran J, Anandakrishna L, Prakash C, et al. Leukocyte adhesion deficiency: a case report and review. J Dent Child, 2012, 79(2):105–110.

[30] Da Fonseca MA, Fontes F. Early tooth loss due to cyclic neutropenia: long-term follow-up of one patient. Spec Care Dent, 2000, 20(5): 187–190.

[31] Hakki SS, Aprikyan AAG, Yildirum S, et al. Periodontal status in two siblings with severe congenital neutropenia: diagnosis and mutational analysis of the cases. J Periodontol, 2005, 76:837–834.

[32] Zaromb A, Chamberlain D, Schoor R, et al. Periodontitis as a manifestation of chronic benign neutropenia. J Periodontol, 2006, 77:1921–1926.

[33] Antonio AG, da Costa Alcantoro PC, Ramos MEB, et al. The importance of dental care for a child with severe congenital neutropenia: a case report. Spec Care Dentist, 2010, 30(6):261–265.

[34] Torrungruang K, Sittisomwong S, Rojansomith K, et al. Langerhans' cell histiocytosis in a 5-year-old girl: evidence of periodontal pathogens. J Periodontol, 2006, 77:728–733.

[35] Ladisch S. Langerhans cell histiocytosis. Curr Opin Hematol, 1998, 5:54–58.

[36] Rapp GE, Motta ACE. A clinical case of Langerhans' cell histiocytosis. Braz Dent J, 2000, 11 (1):59–66.

[37] Aldred M J, Crawford PJM, Day A, et al. Precocious tooth eruption and loss in Letterer-Siwe disease. Br Dent J, 1988, 165(10):367–370.

[38] Klein OD, Oberoi S, Huysseune A, et al. Developmental disorders of the dentition: an update. Am J Med Genet, 2013, 163:318–332.

[39] Peedikayil FC. Delayed tooth eruption. J Dent, 2011, 1(4):81–86.

[40] McDonald RE, Avery DR, Hartsfield JK. Eruption of the teeth: local, systemic, and congenital factors that influence the process.//McDonald RE, Avery DR, Dean JA. Dentistry for the child and adolescent. 8th ed. St. Louis: Mosby, 2004:174–202.

[41] Cooper SC, Flaitz CM, Johnston DA, et al. A natural history of cleidocranial dysplasia. Am J Meal Genet, 2001, 104:1–6.

非综合征型牙齿数目异常的治疗

Lyndon F. Cooper

第四章

摘 要

非综合征型牙齿发育异常是一种常见的牙源性疾病，需要多学科综合诊治。牙齿发育异常的遗传学研究显示，在牙齿形成过程中，关键的分子转录过程参与了间充质与上皮的相互作用。包括 *PAX9*、*MSX1*、*AXIN2* 和 *EDA* 在内的基因突变异常复杂。临床医生应当关注牙齿发育异常患者的家族史。在诊治这类患者时，可能需要开展早期的正畸和修复治疗。对所有患者而言，从混合牙列期开始，就应当注意维护口腔健康，建立稳定的咬合关系，同时为后期治疗制订概念性框架方案以期实现最佳的功能修复和美观效果。在患者颌面部发育完成后可利用传统方法或种植义齿行最终修复。

引 言

除龋病和创伤，导致牙齿缺失或需要治疗的第三种常见原因是牙齿发育异常。牙齿发育异常的表现形式多样，如牙釉质或牙本质发育不全等[1]。部分具有遗传特性的牙齿发育异常疾病已经明确是综合征类疾病的表现形式之一，而

L. F. Cooper, DDS, PhD
　北卡罗来纳大学教堂山校区修复科
　美国，北卡罗来纳州，教堂山
　e-mail: Lyndon_Cooper@unc.edu

诸如牙齿数目异常等病例很多都是非综合征型病变，其发病机制在于牙齿发育过程中关键的遗传编码过程和分子通路受到了干扰（有些不具有遗传性）。有时，一些外界环境因素可对这一发育过程产生不良影响，如感染（风疹病毒）、创伤、放化疗和下颌神经损伤[2]。克拉克博士（Dr.Clark）在本书第五章中将重点介绍综合征型牙齿发育异常的内容，本章节将从两个方面对非综合征型牙齿缺失进行讨论：回顾非综合征型牙齿发育异常的分子研究基础；阐述当前对此类具有遗传特性疾病的临床治疗。

非综合征型牙齿缺失的概念

选择性牙齿缺失（selective tooth agenesis, STHAG）是牙齿缺失类疾病的广义概念[3]。这个概念通常包含的疾病有少数牙缺失、多数牙缺失和无牙畸形（表4.1）。

研究表明，非综合征型选择性牙齿缺失可发生于任一恒牙，其发病率存在民族和人种差异[4]。牙齿缺失最为好发的牙位是第三磨牙（定义多数牙或少数牙缺失时，第三磨牙缺失一般不计算在内）、下颌第二前磨牙及侧切牙。目前研究提示少数牙缺失的人群发病率为7%~8%，多数牙缺失的患者不足0.5%[5]。关于无牙畸形的报道则更加少见。

非综合征型选择性牙齿缺失是先天性牙齿缺失的最常见形式。它分为散发病例和家族遗传两类，依据遗传特性分为常染色体显性遗传、常染色体隐性遗传或X染色体连锁遗传三种形式[6]。临床表现的多样性提示不同遗传模式的外显率和表达方式存在较大差异。非综合征型选择性牙齿缺失好发于恒牙列；在乳牙列中较为少见（图4.1）。这一临床现象对治疗计划的制订有一定的影响。原则上，考虑到青少年和年轻患者的需求，在乳牙列期和混合牙列期就应当对疾病进行评估和治疗。在治疗进行性牙齿缺失患者时，从序列治疗开始就

应谨记治疗的近期和远期目标均至关重要。临床医生应该时刻从长远角度出发制订合理的治疗计划。

非综合征型选择性牙齿缺失的分子研究基础

单颗或多颗牙齿缺失是发育过程最早期出错的结果。牙齿发育的第一个形态学改变是口腔上皮细胞增厚形成牙板，而口腔外胚层则具有引导牙齿形成的潜力。之后，在间充质的引导下上皮蕾状结构开始成形，并在短时间内形成釉结。这一过程受到形态发生的直接调控。下一阶段为帽状期和在间充质上皮相互作用下形成的钟状期。钟状期成釉细胞和成牙本质细胞包绕牙乳头在复杂的遗传程序调控下完成牙齿发育[7-8]。间充质细胞分化为成牙本质细胞，对应的上皮细胞则分化为成釉细胞。

牙齿发育的形态学改变（从牙板到蕾状期，帽状期和钟状期）在时间上与基因表达的调控模式相关。在这些调控模式中，最为显著的是同分化和发育过程相关的调节分子表达。利用小鼠动物模型进行的遗传学研究证实，特定基因在牙齿的位置、大小、形状及数目方面起着重要的调控作用[9-10]。多位学者近期对引导牙齿形成的重要分子调控进行了综述[11]，确定超过300个基因在该过程中发挥了作用，其中大多数基因编码生长因子、转录因子或相关受体[10]。简而言之，一些特定已知基因的变化与非综合征型选择性牙齿缺失的发生存在相关关系（表4.2）。

发育主要由同源框编码基因调控，同源框编码基因是转录过程的主要调节因子，其编码的蛋白质能够协同其他基

表4.1 选择性牙齿缺失的分类

遗传特征	临床表现	定义
综合征型	少数牙先天缺失	临床缺牙数目小于6颗
非综合征型	多数牙先天缺失 无牙症	临床缺牙数目为6颗或6颗以上 所有恒牙和（或）乳牙缺失

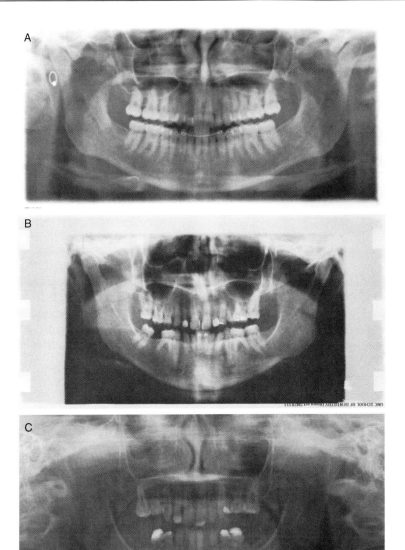

图 4.1　年轻成人患者非综合征型牙缺失的不同临床表现。A. 曲面断层片提示患者右侧上颌侧切牙缺失，左侧上颌侧切牙为过小牙。B. 患者先天缺牙情况更为严重，全口仅可见 14 颗牙。治疗过程中注意保留下颌侧切牙、尖牙和磨牙。C. 较为严重的先天缺牙，全口仅有 12 颗恒牙，同时伴形态异常

因及其编码产物发挥作用。这些同源框编码基因包括 *MSX1* 和 *MSX2*。在牙齿发育过程中，*MSX1* 基因的表达调控牙齿的早期发育。已有研究证实，小鼠体内 *Msx1* 基因受到干扰后切牙和磨牙的发育将出现停滞[12]。在人体中，*MSX1* 基因缺失，移码及无义突变（OMIM #106600-STHAG1）与遗传性非综合征

型和综合征型（Witkop 综合征：OMIM #189500）牙齿缺失相关[13-14]。

　　PAX9 基因突变也与非综合征型选择性牙齿缺失相关（OMIM #604625-STHAG3）。*PAX9* 是另一种同源结构域蛋白，可直接激活 *MSX1* 基因。研究发现 *Pax9* 纯合子缺失的小鼠由于发育停滞在蕾状期，所有牙齿均出现缺失，证

表 4.2　与非综合征型选择性牙齿缺失相关的基因突变

基因	表型	遗传特征
MSX1	少数牙先天缺失 多数牙先天缺失	常染色体显性遗传 常染色体隐性遗传
PAX9	磨牙先天缺失 多数牙先天缺失	常染色体显性遗传
AXIN2	切牙缺失	常染色体显性遗传
EDA	少数牙先天缺失	X 染色体连锁隐性遗传
LTBP3	多数牙先天缺失	常染色体隐性遗传
WNT10A	多数牙先天缺失	常染色体显性遗传

同非综合征型牙齿缺失相关的基因突变同样可能和综合征型牙齿缺失相关，因此需要对每个病例进行细致评估并做出正确诊断

实 Pax9 在牙齿发育过程中起着中枢性和早期调控作用。重度牙齿缺失患者的发病机制可能在于 PAX9 基因单倍剂量不足（一个等位基因编码生成无功能蛋白质，而其他 PAX9 等位基因产生正常蛋白）[15] 或 PAX9 基因出现不同种类的移码、缺失、错义或无义突变。

WNT 基因家族扮演了成形素的角色，在人体发育过程中发挥了积极的作用。间充质上皮的相互作用在一些发育过程中尤为显著，如牙齿发育，此时发挥主要功能的即是 WNT 基因家族相关蛋白。抑制 WNT 通路会使牙齿发育停滞在蕾状期之前[16]。Wnt 相关蛋白所引发的信号通路在以 β-catenin（β–链蛋白）为主的转录调节过程中发挥了重要作用。AXIN2 是 Wnt 信号通路相关蛋白，可调节 β-catenin 的活性。在不同类型牙齿缺失患者中均发现有 AXIN2 变异，这类患者同时具有更高的罹患结肠癌的风险。因此 AXIN2 变异患者常被考虑有多数牙缺失 – 结肠

癌综合征（OMIM #608615）。与之恰恰相反，同样与 β-catenin 通路相关的 APC 基因发生突变所引起的 Gardner 综合征（OMIM #175100）患者罹患结肠癌的风险更高，但这类患者却更容易出现多生牙。最新研究表明，约 1/3 的选择性牙齿缺失病例与 WNT10A 基因突变相关（STHAG4–OMIM #150400）[17]。WNT10A 基因突变同样与综合征型牙齿缺失相关（牙甲皮肤发育不良：OMIM #257980；Schopf-Schulz-Passarge 综合征：OMIM #224750）。在少数牙和多数牙缺失的病例中已经检出多种遗传性和自发性基因突变，这些不同的基因发生突变导致疾病的严重程度不一[8]。牙齿缺失的伴随症状较多，其中一些潜在的隐匿性表现具有一定的危害性，例如结肠癌。正是这类情况的存在，加大了对所有选择性牙齿缺失病例获得正确病因学诊断的需求。

外胚叶发育不全所导致的牙齿缺失其基本机制在于配体、受体及肿瘤坏死因子相关信号通路分子的突变，具体表现为 EDA（配体）、EDAR（受体）、EDARADD（信号适配分子）、IKK γ（NEMO）激酶和 WNT10A 的突变[18-19]。但是，非综合征型 X 染色体连锁突变却同 EDA 基因突变相关，表现为上下颌中切牙、侧切牙和尖牙先天缺失[20]。

其他基因也可能与非综合征型选择性牙齿缺失相关。近期研究发现，LTBP3（潜在性转化生长因子 –β 结合蛋白 3）突变与常染色体隐性遗传的家族性多数牙先天缺失相关。由于多数牙先天缺失或少数牙先天缺失患者的治疗中并未纳入相关遗传学评估，因此，如果深入筛查，可能会发现更多同自发性和家族性非综合征型选择性牙齿缺失相关的突变基因表达。

临床诊断和遗传学评估

非综合征型牙齿缺失表型多样，有些甚至较为隐匿。对乳牙列的临床评估不能或仅能揭示细微的恒牙列发育变化。早期的线索可能是乳牙滞留和侧切牙形态改变。非综合征型牙齿缺失可能具有遗传性，在收集口腔病史时应该包含对家庭成员牙齿萌出情况的调查。当疑似有发育性牙齿缺失时，对混合牙列进行影像学检查可明确显示缺失牙情况。

一旦发现发育性恒牙缺失，早期进行多学科会诊对制订近远期治疗计划和目标有着重要意义。随着牙缺失的严重程度增加，颌骨骨量的改变将直接影响到上下颌骨的宽度。恰当的诊断必须更多地考虑与牙齿缺失相关的整体骨性改变。

非综合征型牙齿缺失的治疗重点在于出于美观、功能发挥及社交需要的考虑而保存现有牙齿并修复缺失牙。龋病和牙周病的预防至关重要，因此，恰当的诊断必须包含对患龋风险的评估以及对风险因素相应的控制。保存现有牙齿，必要时适当使用正畸方法移动患牙对治疗非综合征型牙齿缺失极其重要。

跨学科治疗计划的制订

非综合征型选择性牙齿缺失的治疗可对牙列及特殊临床表型产生影响。由于乳牙受非综合征型牙齿缺失的影响通常较小，对该疾病的治疗通常始于混合牙列期。一般说来，测量滞留乳牙及其继承恒牙的近远中径差异非常重要。为了避免修复后并发症的发生及产生影响

美观的问题，在治疗开始时就应同儿童口腔科、正畸科和口腔修复专科医生共同合作，在确定治疗计划时就将患者的美观改善和功能恢复问题纳入治疗方案。根据牙齿缺失的严重程度，在制订治疗计划时有许多需要关注的共性问题。对于一到两颗牙齿的缺失，需要考虑引起乳牙滞留的局部因素，乳牙的拔除以及间隙保持问题，同时还应关注龋病预防及正畸牙移动。当基因突变导致缺牙数目进一步增多时，则同时需要更多关注错𬌗畸形、牙槽骨生长及颅面部生长发育等问题。

目前推荐对患者进行早期评估，同时协同儿科、正畸科和口腔修复专科医生进行会诊。在混合牙列期，口腔修复专科医生应提供一个可能的修复缺失牙的治疗方案。结合患儿及家长的需求，经济状况和口腔及全身健康情况，该治疗方案可能包括正畸治疗、简单的可摘局部义齿修复、牙支持式固定义齿修复及现在更为常见的种植体支持式固定修复治疗。

修复治疗的基本目标为：①在混合牙列期向恒牙列期过渡时期，保存全部牙齿并维持理想的牙周组织健康。②在整个治疗过程中保持理想的牙列中线位置和咬合平面方向。③最大限度维持牙槽骨宽度，减少骨量丧失，从而为成年后的最终修复创造最佳条件，实现面部美观。为了实现这些目标，儿童口腔科医生必须做好龋病控制，尤其是在正畸治疗过程中这一点更为重要。正畸医生必须准确把握治疗的度，通过移动牙齿来保持和天然牙近远中径一致的缺牙间隙；同时在牙齿缺失伴牙槽骨垂直高度或水平宽度丧失的患者中，在改善面下1/3 高度的同时帮助实现适宜的上下颌骨位置关系。在早期干预时期，口腔修复医生应该帮助并引导治疗的开展，清

楚阐述并确定最终修复治疗的目标，同时为混合牙列期患儿提供过渡美学及语音（前牙）修复方案。图 4.2 列举的即是这样一早期干预病例，其恒牙列及最终修复情况在图中被详细阐述。

◆ 过渡性治疗方案

在整个治疗过程中，对牙齿脱落及最终所需修复空间的维持均需进行必要

干预。如在正畸治疗过程中，可将人工牙固定在正畸弓丝和可摘式矫治器上。然而，在治疗结束后的保持阶段，通常由于患者年龄较小而不适合制作传统的固定修复体（相对较大的髓腔影响牙齿预备同时面部生长发育亦未稳定），基于同样原因，加之实际操作和经济方面的考虑，种植治疗也不合适。此时，可制作可摘式局部义齿或黏结桥[21]（图 4.3）。

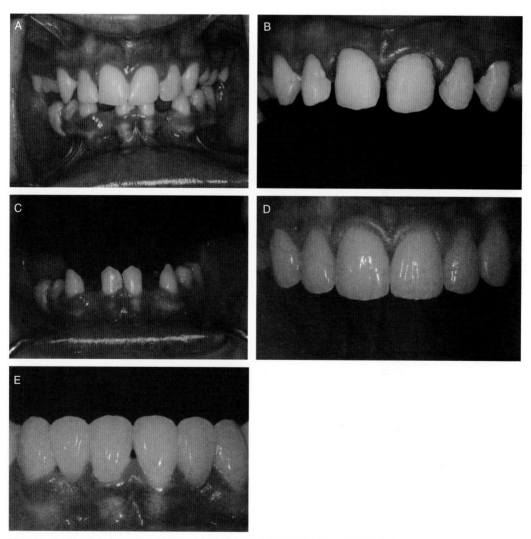

图 4.2　A. 图 4.1C 中 14 岁女性患儿，诊断为非综合征型牙齿缺失。图示为患者口内唇面观。治疗初始尝试关闭所有上颌前牙区的散在间隙。B.18 岁时上前牙全瓷贴面基牙预备后的口内观，基牙预备前已通过正畸治疗对牙齿间隙进行调整。C. 正畸移动下颌前牙，为制作全瓷黏结修复体恢复侧切牙提供适宜间隙。D. 上前牙瓷贴面修复后的口内观。E. 下前牙黏结固定全瓷修复体后的口内观

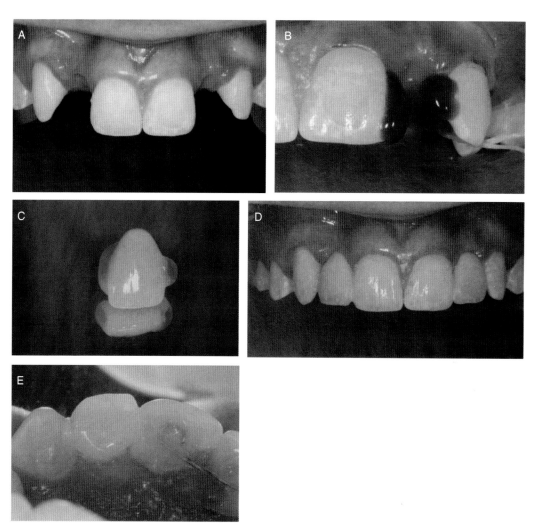

图4.3 图示侧切牙先天缺失的女性患儿，15岁。剩余牙槽嵴吸收严重，应进行骨增量以开展种植修复。A. 选择黏结桥进行长期过渡修复。B. 酸蚀相邻牙齿邻面牙釉质。C. 使用氢氟酸酸蚀铸瓷（e max）桥的邻面。D. 黏结桥的舌面观（该过渡型修复体无延伸的舌侧翼）。E. 恢复上颌双侧侧切牙的黏结桥口内观。该临时性修复体通常可维持3~5年

牙齿缺失患者口腔健康终身维护及种植治疗

基因突变所引起的非综合征型牙齿缺失可仅涉及单颗牙齿的缺失，成年人中最常见的是单颗侧切牙（或前磨牙）缺失。正畸医生最常见的处理方式是维持牙列对称，保持单个侧切牙或前磨牙

的缺牙间隙。有时则可以通过拔除对侧前磨牙解决问题，从而避免修复治疗。

单颗牙缺失可通过可摘局部义齿，传统固定义齿，树脂黏结型修复体或种植治疗来修复。近年来发表的关于修复治疗成功率的临床数据[22]及对比种植体和天然牙的成本效用数据[23]均表明终身使用一个精心制作的种植义齿益处较大。采用种植义齿修复单颗牙齿缺失

的患者同口腔健康相关的生活质量得到显著提升[24]，对于多颗牙缺失的患者，这一结论同样适用[25]。然而对于面部发育未完成的患者（10~20 岁的患者），开展种植治疗需要特别谨慎。种植治疗长期潜在的并发症是种植牙可能随时间推移而逐渐下沉[26]。当然，该并发症并不仅限于年轻患者[27]，任何治疗方式的选择都必须建立在患者、家长或监护人对其风险和优点完全知情同意的基础上（表 4.3）。

种植义齿修复单个缺失牙的优点有①保护邻牙牙体组织，减少因邻牙导致的治疗失败的风险。②种植修复后行使功能有利于牙槽骨的维持。③当每一过程都顺利完成，可获得理想的美学效果和功能恢复。选择种植义齿修复单颗缺失牙的主要缺点有早期较高的费用和早期种植失败的风险（需更换种植体），由种植体周围炎引起的后期种植失败，种植体可能出现下沉等。综合各方面因

素，在经济条件允许的情况下，选择有经验的临床医生进行种植修复为缺失牙齿寻找终身修复方式的年轻成人提供了更多益处（图 4.4）。

多颗牙齿缺失时常可见双侧上颌侧切牙缺失，其他牙齿则较少出现双侧同时缺失（图 4.4）。用尖牙替代侧切牙是一个值得考虑的治疗方案，该方案包括对牙齿位置的移动及对尖牙进行塑形以使其与侧切牙相似，其他美学修复方法则还可以考虑树脂黏结型修复体及牙齿种植修复。尖牙替代法的主要优点是经济实用，所需生物成本与修复相同，与种植等治疗方法相比较为低廉[28]。该方法的难点是美学问题，包括牙齿形态差异（较大的尖牙和较小的侧切牙），牙齿颜色差异（尖牙颜色较深，色度较高），异常的牙龈形态，移动到尖牙位置处的前磨牙相对较"短"，上颌牙弓所出现的缩窄，尤其是在上颌骨骨量不足的情况可能导致面下部宽度进一步减

表 4.3　非综合征型选择性牙齿缺失的修复方式

修复方法	优点	缺点
可摘局部义齿	治疗简便 方便修理 花费较低 不需或仅需少量牙齿预备	可摘（不稳定，易丢失） 美观性能相对欠佳 可导致真菌感染 有折裂的风险
黏结桥	治疗简便，可固定 花费较低 仅需少量牙齿预备 美观性能较佳	技术敏感性较高 影响相邻牙齿间的口腔卫生 可出现黏结脱落
传统的固定义齿修复	固定 美观性能较佳 使用时间较长	有牙髓坏死的风险 可导致继发龋坏 技术敏感性较高 花费较高
种植修复	固定 美观性能较佳 使用时间较长 无需牙齿预备	有牙齿相对移位的风险 可出现种植体周围炎 多种术后并发症 需要多次手术 花费较高

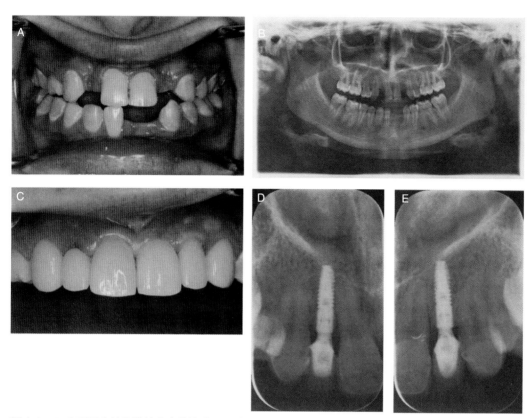

图 4.4　A. 多颗牙齿缺失常伴随中线偏移。B. 治疗前全口曲面断层片提示患者需要多学科联合诊治，包括龋病控制、正畸治疗、修复及种植治疗恢复缺失切牙。C. 使用全瓷冠和单颗种植体修复双侧上颌侧切牙缺失。D、E. 上颌双侧侧切牙位置种植体、基台及冠的术后 X 线片

小。因此，为了实现双侧对称从而达到良好的美学效果，利用单侧尖牙的替代治疗需要临床医生花费更多的精力。

两颗或两颗以上的牙齿缺失有时会出现在相邻牙齿。对于该情况的最终修复给专科医生带来了特殊的问题。在利用天然牙做基牙的传统修复方式中，长跨度的固定义齿修复需要增加更多的基牙。随着固定义齿修复难度（缺牙数目）的增加，修复后并发症的发生率增高，修复体的寿命亦相应缩短。

此外，当选择种植义齿修复相邻缺牙时，种植体之间的邻间组织在美观恢复上存在一定局限。目前还无法完全重建相邻种植体间的邻间组织。虽然有使用单颗种植体修复相邻缺牙的报道，但目前尚无充分证据表明其在年轻患者中的长期稳定性。如使用单臂修复体进行种植修复，其种植成功率较低且修复后并发症较多[29]。当然，如果种植体能够提供足够的支持力，且连接于种植基台正中位置处的悬臂桥较短时，使用单颗种植体来修复相邻两颗缺牙也是可行的。在开展治疗前应当告知患者额外增加的出现并发症的可能，并认真对患者进行口腔卫生维护培训，尤其是加强对种植体周围和桥体下方组织的清洁（图 4.5）。

解决该问题的第三种积极方法是联合正畸医生开展治疗，利用正畸的方法将相邻牙齿向缺隙侧移动，从而制造出两个不相连的缺牙间隙。然而这种方

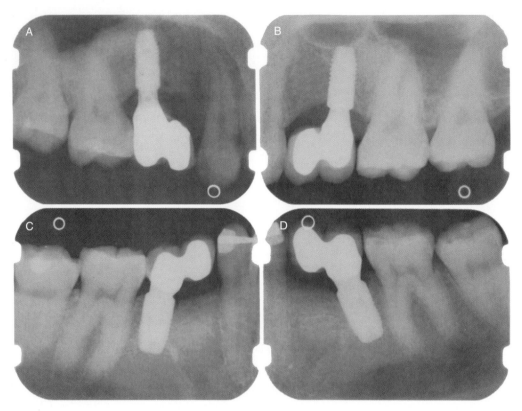

图 4.5　前磨牙完全缺失后通过正畸治疗维持第一和第二前磨牙缺牙间隙。每个象限的缺牙间隙仅使用一颗种植体，通过近中单臂固定桥进行修复。图示为最终种植义齿修复后的 X 线片。A. 右上。B. 左上。C. 右下。D. 左下

法所产生的两个缺牙间隙需要放置两颗种植体进行修复，从而产生额外的治疗费用。但对于部分病例而言，该方法能够提供更加理想的美学及功能性修复效果。

　　非综合征型牙齿缺失其缺牙位置表现多样，通常为双侧缺失，单侧牙齿缺失也较为常见（图 4.1A 和图 4.4B）。当多颗牙齿缺失时，口腔治疗团队的首要目标是尽可能地保留现有牙齿。有时恒牙形态较为特殊且体积较小。这类牙齿应尽可能长期保留，而非因为种植治疗的需要而随意拔除。目前并无证据表明包括种植修复在内的异体移植牙其性能和寿命优于健康没有修复的或仅存在保守修复治疗的天然牙。

　　乳牙滞留在牙齿先天缺失患者中更为常见。这些滞留乳牙应进行保留并同时谨慎地纳入正畸治疗（图 4.6）。牙根未吸收且牙齿无松动的滞留乳牙可有效维持牙槽骨宽度，这对将来避免进行骨增量而提供理想的种植修复美观效果极其重要。对于滞留乳牙可能出现的牙齿固连问题应予以重视，通常继承恒牙先天缺如的乳牙发生牙齿固连的概率更高，但发生固连并不影响滞留乳牙发挥维持牙槽骨骨量的功能。保留根骨粘连乳牙的风险在于随着上下颌骨牙槽嵴的生长发育，相邻牙齿的相对高度会超过固连乳牙，使得患牙较之于邻牙出现下沉。治疗这类牙齿必须以保存（或开辟）

后期种植修复所需理想的近远中径为导向。这就需要进行修整或片切滞留乳磨牙的邻面釉质使其近远中径接近后期种植体或修复体所需要的理想间隙。第二乳磨牙的近远中径比其继承第二前磨牙近远中径平均长 1~2mm。为了给后期种植修复提供最佳的间隙和位置，持续通过修复手段来维持𬌗面高度（乳牙发生牙齿固连后的常见问题）及其与邻牙的

近远中接触很有必要。儿科、正畸及口腔修复专科医生为此必须保持长期的交流与合作来为发生乳牙滞留的恒牙缺失患者提供最为可靠的治疗计划。此外，当治疗进展到最终修复阶段，是否需要开展骨增量及种植修复是否可行就需要牙周或颌面外科医生的会诊。跨学科治疗和正确处理滞留乳牙是成功治疗先天缺牙患者的重要环节（图 4.6）。

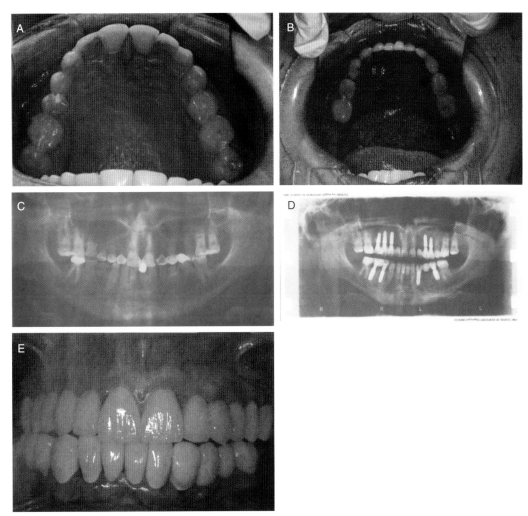

图 4.6 图示重度非综合征型牙齿缺失病例的治疗。A. 修复前𬌗面观提示口内多数牙齿进行了复合树脂修复及树脂黏结修复体治疗。B. 使用树脂修复材料恢复下颌滞留乳牙的邻𬌗面接触。C. 修复前全口曲面断层片检查可见口内存在 10 颗滞留乳牙，对其进行修复治疗以满足患者美观需求。此时患者 20 余岁，正准备接受全面的修复治疗。D. 修复后全口曲面断层片检查，在滞留乳牙和缺失前磨牙位置进行种植修复。缺失侧切牙处使用近中悬臂桥进行修复。E. 患者 1 年复诊时的口内照

小 结

　　非综合征型选择性牙齿缺失在临床较为常见。对于多数病例而言，单颗牙齿缺失治疗难度较低，这类患者临床表现通常并不复杂，且和因龋坏或外伤造成牙齿缺失的情况较为类似。但当多颗牙齿发生缺失时，患者应受到更多关注，此时可能需要接受更为复杂的治疗。口腔修复医生从混合牙列开始就应当设计患者成年后所应采取的最终修复方案。对先天缺牙患者而言，缺牙数目越多，牙槽骨的骨质吸收也就越多，最终的治疗方案也会更加复杂。因此在正畸治疗开始或结束前确定最终修复治疗方案至关重要。对于缺牙数目较多的患者，另一个治疗目标是保留滞留乳牙，进而保存牙槽嵴骨量为最终种植修复提供帮助。对这些较为复杂的病例而言，在确定最终治疗计划及在开始正畸治疗和青少年预防性口腔治疗前接受修复科及颌面外科的会诊尤为重要。对于本章所讨论的病例而言，种植修复是一个标准的治疗环节。只有当非综合征型选择性牙齿缺失患者和其治疗团队达成共同目标，方能实现良好的美观效果和功能重建。

参考文献

[1] Vastardis H. The genetics of human tooth agenesis: new discoveries for understanding dental anomalies. Am J Orthod Dentofacial Orthop, 2000, 117:650–656.

[2] Chhabra, et al: Chhabra N, Goswami M, et al. Genetic basis of dental agenesis-molecular genetics patterning clinical dentistry. Med Oral Patol Oral Cir Bucal, 2014, 19:e112–el19.

[3] Cobourne MT, Sharpe PT. Diseases of the tooth: the genetic and molecular basis of inherited anomalies affecting the dentition. Wiley Interdiscip Rev Dev Biol, 2013, 2:183–212. doi: 10.1002/wdev.66.

[4] Polder BJ, Van't Hof MA, Van der Linden FP, et al. A meta-analysis of the prevalence of dental agenesis of permanent teeth. Community Dent Oral Epidemiol, 2004, 32:217–226.

[5] Nieminen P, Arte S, Pirinen S, et al. Gene defect in hypodontia: exclusion of MSX1 and MSX2 as candidate genes. Hum Genet, 1995, 96:305–308.

[6] Burzynski NJ, Escobar VH. Classification and genetics of numeric anomalies of dentition. Birth Defects Orig Artic Ser, 1983, 19:95–106.

[7] Peters H, Balling R. Teeth. Where and how to make them. Trends Genet, 1999, 15:59–65.

[8] Galluccio G, Pilotto A.Genetics of dental agenesis: anterior and posterior area of the arch. Eur Arch Paediatr Dent, 2008, 9:41–45.

[9] Thesleff I, Niemen P. Tooth morphogenesis and cell differentiation. Curr Opin Cell Biol, 1996, 8:844–856.

[10] Townsend G, Harries EF, Lesot H, et al. Morphogenetic fields within the human dentition: a new, clinically relevant synthesis of an old concept. Arch Oral Biol, 2009, 54s:s34–44.

[11] Kapadia H, Mues G, D'Souza R. Genes affecting tooth morphogenesis. Orthod Craniofac Res, 2007, Nov, 10(4):237–244. Review.

[12] Chen Y, Bei M, Woo I, et al. Msx1 controls inductive signaling in mammalian tooth morphogenesis. Development, 1996, 122: 3035–3044.

[13] Qin H, Xu HZ, Xuan K. Clinical and genetic evaluation of a Chinese family with isolated oligodontia. Arch Oral Biol, 2013, 5:1180–1186.

[14] Xuan K, Jin F, Liu YL, et al. Identification of a novel missense mutation of MSX1 gene in Chinese family with autosomal-dominant oligodontia. Arch Oral Biol, 2008, 53(8):773–779.

[15] Das P, Stockton DW, Bauer C, et al. Haploinsufficiency of Pax9 is associated with autosomal dominant hypodontia. Hum Genet, 2002, 110:371–376.

[16] Ahn Y, Sanderson BW, Klein OD, et al. Inhibition of Wnt signaling by Wise (Sostdc 1) and negative feedback from Shh controls tooth number and patterning. Development, 2010, 137:3221–3231.

[17] Arzoo PS, Klar J, Bergendal, Norderyd J, et al. WNT 10A mutations account for 1/4 of populationbased isolated oligodontia and show phenotypic correlations. Am J Med Genet, 2014, 164A:353–359.

[18] Cluzeau C, Hadj-Rabia S, Jambou M, et al. Only four genes (EDAI, EDAR, EDARADD, and WNT10A) account for 90% of hypo-hidrotic/anhidrotic ectodermal dysplasia cases. Hum Murat, 2011, 32(1):70–72.

[19] Mikkola ML. Molecular aspects of hypohidrotic ectodermal dysplasia. Am J Med Genet A, 2009, 149A(9):2031–2036.

[20] Han D, Gong Y, Wu H, et al. Novel EDA mutation resulting in X-linked nonsyndromic hypodontia and the pattern of EDAassociated isolated tooth agenesis. Eur J Med Genet, 2008, 51:536–546.

[21] Heymann HO. The Carolina bridge: a novel interim all-porcelain bonded prosthesis. J Esthet Restor Dent, 2006, 18:81-92; discussion 92.

[22] Jung RE, Zembic A, Pjetursson BE, et al. Systematic review of the survival rate and the incidence of biological, technical, and aesthetic complications of single crowns on implants reported in longitudinal studies with a mean follow-up of 5 years. Clin Oral Implants Res, 2012, 23 Suppl 6:2–21.

[23] Scheuber S, Hicklin S, Brägger U. Implants versus shortspan fixed bridges: survival, complications, patients' benefits. A systematic review on economic aspects. Clin Oral Implants Res, 2012, 23 Suppl 6:50–62.

[24] Raes F, Cooper LF, Tarrida LG, et al. A case-control study assessing oral-healthrelated quality of life after immediately loaded single implants in healed alveolar ridges or extraction sockets. Clin Oral Implants Res, 2012, 23:602–608.

[25] Hosseini M, Worsaae N, Schiødt M, et al. A 3-year prospective study of implant-supported, single tooth restorations of all-ceramic and metal-ceramic materials in patients with tooth agenesis. Clin Oral Implants Res, 2013, 24:1078–1087.

[26] Andersson B, Bergenblock S, Fiirst B, et al. Longterm function of single-implant

restorations: a 17- to 19-year follow-up study on implant infraposition related to the shape of the face and patients' satisfaction. Clin Implant Dent Relat Res, 2013, 15:471–480.

[27] Bernard JP, Schatz JP, Christou P, et al. Long-term vertical changes of the anterior maxillary teeth adjacent to single implants in young and mature adults. A retrospective study. J Clin Periodontol, 2004, 31(11):1024–1028.

[28] Kokich Jr VO, Kinzer GA. Managing congenitally missing lateral incisors. Part I: canine substitution. J Esthet Restor Dent, 2005, 17(1):5–10.

[29] Pjetursson BE, Lang NP. Prosthetic treatment planning on the basis of scientific evidence. J Oral Rehabil, 2008, 35 Suppl 1:72–79.

牙齿先天缺失的相关综合征：外胚叶发育不全

第五章

Clark M. Stanford

摘 要

外胚叶发育不全（ectodermal dysplasia, ED）临床表现多样，牙齿缺失或形态异常是其中之一。此外，牙齿异常还可表现出迟萌。口腔卫生维护需要从患者出生后第一年便开始实施，口腔健康干预措施需符合年龄特征并具有阶段性特点，且这一过程通常贯穿患者一生。对于大多数外胚叶发育不全患者而言，口腔修复治疗（无论是否行种植修复）都应当延迟至骨骼发育完成。但从2~3岁起，患儿就可在儿科医生的指导下佩戴活动修复体，这一过程可持续至其成年。作为年轻成年患者口腔重建治疗的重要组成部分，口腔治疗团队需要定期对修复体进行修整，并对后期危险因素进行诊断性评估。通过良好评估、治疗方案设计、治疗团队沟通和医患配合方能成功实现以患者为导向的远期治疗效果。

引 言

多种遗传性疾病与生长发育障碍所致的牙齿缺失有关（如 Down 综合征，外胚叶发育不全等）。当患者出现先天缺牙时，口腔临床医生应当考虑到出现某种综合征的可能，并且随着缺失牙数目的增加，相关综合征发生的可能性进一步增高。如果怀疑患者患有某种综合征但无法做出正确诊断时，应当将患儿转诊至内科医生或遗传学医生处，他们将对患儿进行评估并同患者或家长就病情进行探讨。外胚叶发育不全是一种综合征类疾病，疾病的多样性导致多种与生长发育相关的重要通路受到影响，包括外胚层和其内侧的中胚层在胚胎发育期的交通。一般而言，当患者两个或多个外胚层来源组织（如头发、牙齿、指甲、汗腺等）受到累及时，即可认为其临床表现呈阳性。这些发生异常的组织

C. M. Stanford, DDS, PhD
  伊利诺斯大学，芝加哥，Paulina 南街，801 号，102c（MC621），芝加哥，伊利诺斯60612，美国
  e-mail: cmstan60@uic.edu

的结构有可能完全没有形成，也有可能形成后发生变异，如锥形牙或过小牙[1]。根据最初 Freire-Maia 和 Pinheiro 对疾病分型的定义，外胚叶发育不全综合征最常见的一型为同 X 染色体相关的少汗型外胚叶发育不全（共有 200 多种外胚叶发育不全，临床表现各异）[2]。临床特征包括少数牙先天缺失（少于 5 颗），多数牙先天缺失（6 颗或以上），较为少见的无牙颌（全口牙缺失），锥形牙，毛发生长、分布和数量异常，汗液分泌障碍，黏膜脂质分泌异常（皮脂缺乏症）导致黏膜表面干燥及痂皮形成及指甲角化出现变异（图 5.1）。

在口腔异常表现中，临床医生最关注生理功能的丧失，如牙槽嵴发育停止、

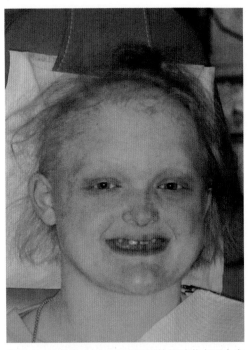

图 5.1　X 染色体相关的少汗型外胚叶发育不全患儿，女性，表现出多种特异性疾病表型，包括秃发、皮肤干燥、鼻梁窄小、颏点前突、眶周色素沉着等。X 染色体相关少汗型外胚叶发育不全的女性患者通常会出现一系列表型，取决于 X 染色体失活发生时的发育阶段

牙槽骨骨量与牙量不调和唾液分泌过少。唾液分泌过少是患者出现龋坏的高危因素。北美外胚叶发育不全国家基金会（www.NFED.org）致力于在患有外胚叶发育不全的儿童和青少年中，就口腔功能重建时间、治疗措施和可行的修复方法推出共识性指南，指南中提出的修复治疗既包括固定义齿修复也包括含或不含种植体的活动义齿修复。种植体修复通常适用于骨骼发育成熟的成年人[3-8]。指南的中心思想是为患者提供适龄的治疗措施，这些具有阶段性特点、目的明确的治疗理念能够最大限度地让患者拥有适龄的正常生长发育潜能，以促进功能性重建[9-11]。需要说明的是，在本章节中，作者希望使用"护理方案"一词来替代"治疗计划"，因为后者更注重医生需要做的事情（虽然有时可能并不需要）并常提示较长的周期。然而对于患者的"护理"则是从全盘考虑，是以患者为中心对整个治疗过程做出考虑，这一点尤为重要[10-16]。

对于 0~6 岁幼儿，可摘式活动义齿修复可在 3 岁左右开展（稍晚于患儿能够自主使用便壶如厕的年龄，此时儿童处于相对的身体触觉意识萌芽时期）。所有儿童均需要在 1 岁时接受牙科医生检查（美国儿童口腔医学会推荐），如果出现多颗牙缺失，就需要考虑外胚叶发育不全的诊断（图 5.2）。通常患者首先会去寻求儿童口腔科医生的帮助，但是接受修复医生的检查可能更有裨益，后者更乐意将患儿当作一个成人来对待。这样患儿能够和整个治疗护理团队建立良好的信任关系，在患儿成年之后，使得治疗方案的过渡更加顺畅。初诊时，需要检查已萌出牙的数目和形态，同时在未萌牙的牙胚处进行触诊。注意观察患者上腭的完整性及唾液的分泌

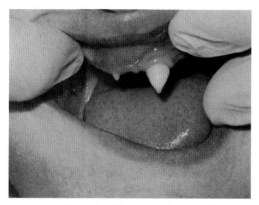

图 5.2 X 染色体相关的少汗型外胚叶发育不全患者常见口腔表现，包括牙缺失、中切牙锐尖及牙槽嵴窄小或发育不良

量。通常采用活动义齿修复或适合于儿童的固定义齿修复（图 5.3）[6]，这一工作常由儿童口腔科医生和（或）修复科医生共同完成。基托及基牙的形态、大小需要同患儿年龄相匹配[17-18]。一旦患儿开始佩戴局部或覆盖义齿，家长或监护人必须确保每天彻底清洁牙齿，可以考虑使用防龋药物（如 5%NaF 缓释剂）。一旦乳牙出现脱矿，即可使用树脂、氧化锆、不锈钢或相关材料的冠修复体。无汗型外胚叶发育不全患者的切牙和尖牙在萌出时常呈现尖锐外形（图 5.2），对于该情况，最保守的做法是利用复合体恢复外形，既可恢复成穹隆状使之成

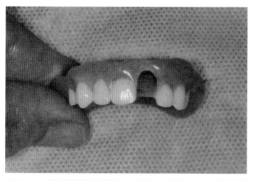

图 5.3 为低龄患儿制作的义齿一般为全口或局部丙烯酸塑料义齿，同时为后续萌出的牙齿提供萌出空间

为覆盖义齿基牙，也可恢复其正常外形，但大小应与儿童年龄相适应。

与成人全口或可摘局部义齿相比，考虑到治疗时间、修复体的后续更换、材料消耗及患者的耐受性，年幼患儿修复体的制作过程更加简洁。若患者存在多颗乳恒牙缺失，终印模的制取选择成品托盘和快速结固印模材料（如咬合记录材料）即可。通常由儿童口腔科医生担任治疗团队领导者，修复医生给予团队重要支持。还应记录下颌静止状态及运动状态的颌位关系及口唇软组织的情况，尤其是上颌前部唇部软组织的长度（如前庭沟至红白唇交界的距离）。排列于基托的前牙（如 milk teeth，日本 Nissin 牙科生产，由 Kilgore 国际公司代理在北美地区流通，网址：www.kilgore Ⅱ international.com）在椅旁进行排牙。对于年幼患儿，可先行制作上颌修复体，使患儿有一个适应过程，6~12 个月后修复下颌。若有继承恒牙萌出，基托相应部位要进行缓冲，通常在基托上留出足够空间以最大限度利于牙齿萌出。当牙齿萌出后颌骨扩展，基托不再适合或基托影响面中下 2/3 高度发育时则需要复诊[19]。家长每 2~3 年记录儿童生长过程。

当患儿达到学龄时（7~12 岁），需要将乳牙列期义齿更换成恒牙列期义齿，同时修复体还应适应恒牙的继续生长。患儿此时可能出现的新生恒牙包括中切牙、尖牙和第一磨牙，提供可替换的义齿将有利于其发音、咀嚼和社会（自我）意识的形成[17,20-21]。为有利于后续生长，对这一阶段的患儿更多采用活动义齿修复。此时可同期开展正畸评估，尤其是在需要通过干预措施引导恒牙移动至正常位置时（图 5.4）。为了维持牙槽骨的形态，滞留乳牙可暂不处理。

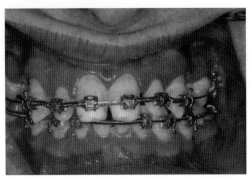

图 5.4　Witkop 综合征患儿（牙 / 鼻症状）正在接受正畸治疗，错位牙被牵引至正常位置以实现远期功能重建

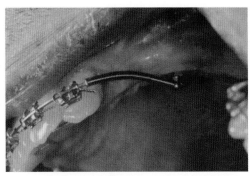

图 5.5　患者多颗牙齿缺失，采用非结合种植钉作为临时支抗装置以满足正畸治疗需求

如果乳牙发生固连，需要结合具体情况做出评估（尤其是其与两侧恒牙存在的间隙较大时）。如果患者所有下颌牙齿先天缺失，可在牙弓前部植入两颗种植钉[3]。但在实施前，需要与患者（而非其监护人）慎重讨论其对下颌半口义齿的接受情况。对于这类患者通常不考虑使用微型种植体（直径 <2mm）。

对于青少年和年轻成人而言（13 岁至成年），这一阶段可考虑开始正畸治疗。此时需要临床医生的团队合作，包括儿童口腔科医生、修复医生和正畸医生。正畸治疗可以采用传统的全带环矫治器或辅助的临时支抗装置（temporary anchoring devices, TADs）以满足治疗需要，如微型种植钉（图 5.5）。在正畸治疗过程中或正畸治疗结束后，这些装置将被移除。对于牙齿缺失病例（如上颌侧切牙缺失），出于美观需要，可选择可摘局部义齿、正畸保持器或单端黏结桥（图 5.6A~D）。单端黏结桥的材料一般为氧化锆，在黏结前进行硅烷化处理（如 Rocatec Bonding System, 3M

ESPE, St. Paul, MN）❶或用 TZP ZrO 对冠基底进行处理，玻璃陶瓷的黏结面需用氢氟酸进行酸蚀（如 e.max Press, Ivoclar Vivadent, Amherst, NY）❷，之后使用贴面黏结系统（如 RelyX Veneer, 3M ESPE）[22]❸将其黏结至尖牙近中面。对于该过渡美学修复体而言，其重要目标即是稳定、美观及功能恢复，既不过度治疗，也不影响滞留乳牙，这些乳牙对于牙槽骨的发育和维持具有非常关键的作用。最为重要的是，该修复体在这一阶段能够适应上颌在颅面生长过程中的发育潜能。

如果义齿无法获得足够固位，从患者角度出发，此阶段可在下颌无牙颌牙弓前部使用种植修复，在选择种植部位时需考虑最终的修复设计[18]。在这一年龄段，考虑到局部生长发育，应尽量避免采用大面积骨移植技术。

对于骨质发育成熟的成年患者，口腔重建治疗需要基于对全身健康状况和口腔健康危险因素的综合评估，从而得出以患者为导向的治疗方案。对于这类

❶ Rocatec Bonding System, 3M ESPE, St. Paul, MN: 美国 3M ESPE 明尼苏达圣保罗市分公司生产的 Rocatec 黏结系统
❷ e. max Press, Ivoclar Vivadent, Amherst, NY: 义获嘉伟瓦登特纽约艾姆赫斯特分公司生产的 e. max Press 压铸瓷块
❸ Rely X Veneer, 3M ESPE: 3M ESPE 公司生产的 Rely X 贴面

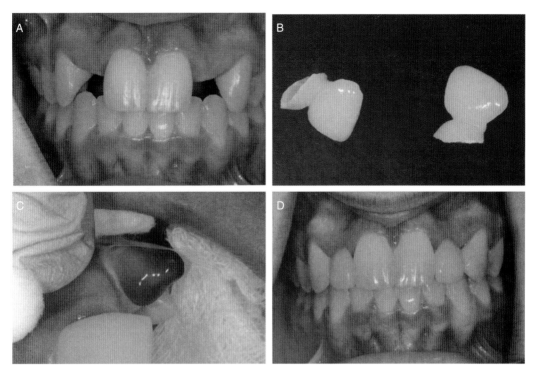

图 5.6　A. 患者女性，14 岁，先天缺失上颌侧切牙，目前处于正畸治疗结束后保持阶段。B. 缺失侧切牙的修复体其材料为氧化锆和压缩硅酸锂，桥体黏结至尖牙近中，注意基牙黏结面呈包绕状设计。C. 酸蚀基牙后采用传统贴面黏结系统。D. 3 年后随访，黏结于尖牙近中的单端黏结桥所恢复的上颌侧切牙固定良好，这一设计有利于上颌前部的继续生长，天然牙萌出及前部咬合关系稳定

患者，多学科临床医生构成的综合医疗团队至关重要，尤其是正畸医生和口腔外科医生（特别是当患者需要进行 Le Fort 面中正颌手术时）。修复方案的选择由修复医生仔细衡量，可选方案包括乳牙（有时为恒牙）保持、是否进行根管治疗、存在邻牙缺失的覆盖义齿修复和（或）广泛性骨移植以利于后期种植修复（图 5.7A~D）。无论哪一种情况，患者都必须了解修复体维护的重要性，在后续治疗过程中，可能需要多次更换修复体[12]。对于锥形牙或其他恒牙牙齿外形异常的患者，可直接进行树脂黏结或保守型瓷贴面（局部覆盖嵌体）修复。在修复前只对牙面进行细微预备，必要时可在修复前期开展正畸治疗以满足修复治疗所需的间隙，形态异常的基牙位于瓷贴面（如 e.max Press, Ivoclar Vivadent, Amherst, NY）❶中央（图 5.8A~F）。若能在合理诊断的基础上做出良好的治疗规划，成年患者可选择口腔种植修复，此时对危险因素进行系统性评估非常重要（表 5.1）。从表 5.1 中可以看出，种植区域黏膜的厚度和宽度非常关键，必要时甚至可进行结缔组织移植（异体或自体）来增加局部黏膜的组织量。对 98 例外胚叶发育不全患者进行的回顾性研究发现，种植体植入后出现问题的概率较高，该研究由美国健康研究院（National Institutes of Health,

❶ e. max Press, Ivoclar Vivadent, Amherst, NY: 义获嘉伟瓦登特纽约艾姆赫斯特分公司生产的 e. max Press 压铸瓷块

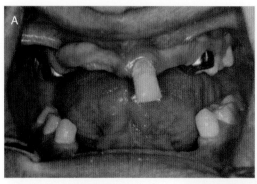
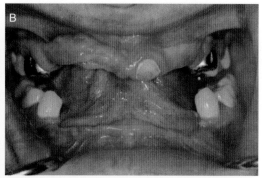
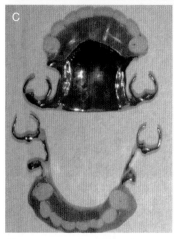
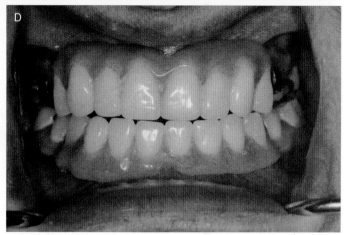

图 5.7　A. 无汗型外胚叶发育不全患者，男性，20 岁，多颗牙齿缺失。口内检查可见孤立萌出的中切牙，牙槽嵴萎缩，乳磨牙滞留已行不锈钢金属冠修复。治疗方案包括中切牙根管治疗，之后将其作为覆盖式可摘局部义齿的基牙。B. 前牙已行根管治疗，并改形成覆盖义齿基牙。C. 传统的上下颌铸造局部义齿。对于该患者而言，选择可摘局部义齿能够节约费用，且能较快的修复多颗缺牙。D. 患者佩戴上颌覆盖式可摘局部义齿及下颌可摘局部义齿。选择该修复方式后，良好的口腔卫生保持至关重要。因为无汗型外胚叶发育不全患者患龋率本身就很高，活动修复体又可加重菌斑滞留

NIH）于 1980 年代开展[17]，样本包括 56 例男性和 46 例女性，73% 的种植体位于下颌。结果提示 52% 的种植体出现诸如感染、种植体脱落、修复体松动、修复体需重新制作或衬里重衬等一种或多种问题。然而无论出现何种并发症，样本人群对治疗结果均非常满意。在另一项由 Bergendal 等开展的回顾性研究中[23]，作者调查了 1985—2005 年在日耳曼地区治疗中心开展种植修复的情况[23]。样本共包括 21 例儿童，由于发育不全或外伤等原因共植入 33 枚种植体，这些儿童中共有 5 例外胚叶发育

不全患儿，共植入 14 枚种植体，年龄为 5~12 岁。结果提示外胚叶发育不全患儿的 14 枚种植体中，9 枚在基牙负载前发生脱落，提示临床医生在该年龄段开展种植修复时需注意方法和种植系统的选择[23]。荷兰的一项回顾性研究包含 129 例患者，这些患者在荷兰健康关注中心接受了治疗。样本人群均患有牙列发育不全（大多为先天缺牙），作者观察了 3~79 个月（平均修复体发挥功能时间为 46 个月）。结果提示 36% 的样本在正畸过程中出现牙根重度吸收，12% 的患者出现明显骨吸收（>5mm），

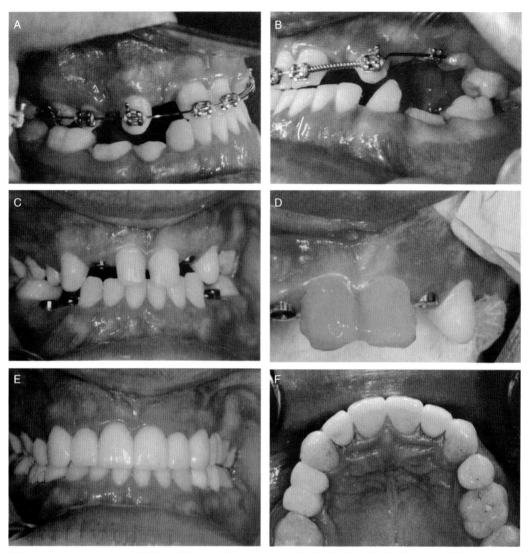

图 5.8　A. Witkop 综合征患者，男性，20 岁，口内检查可见乳牙滞留，乳牙固连下沉，Ⅲ类错𬌗畸形伴
牙列代偿。患者需要正畸治疗结合面中 Le Fort I 型正颌手术以纠正面中部的不对称。B. 患者的咬合异常
和先天缺失使得下颌尖牙孤立，下颌切牙远中倾斜。固连乳牙在上颌作为正畸治疗的支抗牙。C. 患者咬
合正面观，正畸治疗为余留恒牙瓷贴面修复开辟了间隙。Le Fort I 型正颌手术前牵上颌后植入种植体。
D. 进行贴面黏结前的牙齿处理，贴面黏结采用传统的三步法黏结系统。E. 修复后的正面观（BL3 shade,
e.max lithium disilicate, Ivoclar Vivadent, Amherst, NY）[1]。F. 𬌗面观观察尖牙和中切牙唇侧贴面
（降低咬合 1mm，唇面和颈部少量预备）。上颌右侧第一前磨牙为过小牙，行瓷嵌体修复恢复正常外
形。上颌左侧前磨牙一颗行种植修复，另一颗从颊侧前庭沟处观察，可见由一磨牙大小的冠恢复成两颗前
磨牙形态。上颌侧切牙缺失处植入种植体（3.5 mm ASTRA TECH-TX Implant System,DENTSPLY
Implants,Waltham, MA）[2]后利用 CAD/CAM 制作基台并切削个性化冠（Gold Hue,Atlantis
DENTSPLY Implants,Waltham, MA）[3]

[1] BL3 shade, e. max lithium disilicate, Ivoclar Vivadent, Amherst, NY: 义获嘉伟瓦登特纽约艾姆赫斯特分公司生
产的 e.max 二硅酸锂玻璃陶瓷，BL3 色
[2] 3.5 mm ASTRA TECH-TX Implant System, Dentsply Implants, Waltham, MA: 马萨诸塞州沃尔瑟姆市登士柏种
植体 ASTRA TECH-TX 种植系统，直径 3.5 mm
[3] Gold Hue, Atlantis DENTSPLY Implants, Waltham, MA: 马萨诸塞州沃尔瑟姆市登士柏种植体亚特兰蒂斯公司
生产的 Gold Hue 系列产品

57% 的患者种植体基台周围出现黏膜变色[24]。在爱荷华大学颅颌面临床研究中心，学者纵向追踪了 46 例患有无汗型外胚叶发育不全或 Witkop 综合征（牙 / 指甲外胚叶发育不全）患者。32 例患者接受了皮质骨和松质骨的骨块移植，共使用 231 颗种植体（来自 3 个系统，4 种类型切削表面，227 颗为中度酸蚀粗糙表面或 TiO 表面喷金处理），并随后进行固定或活动义齿修复。80% 的患者为传统的二步法治疗，1 例患者在种植体植入后 6 周即发生脱落（种植体为中度粗糙表面，下颌前牙，I 类骨）。从荷兰学者的研究结果中可以看出 78% 的组织移植位点处随时间推移出现相似的黏膜变色，提示自体移植虽然有效但缺乏长期稳定性。因此可以考虑采用黏膜厚度增强处理，如结缔组织移植及黏膜增厚药剂如 AlloDerm（BioHorizons, Birmingham, AL）❶或 PerioDerm（Symbios, DENTSPLY Implants, Waltham, MA）❷ 和真皮基质（图 5.9）。

由于该类患者骨质发育已经成熟，因此修复方式较为多样。目前，虽然对先天缺牙患者种植体植入时机争议较多，但多认为晚于 18~20 岁较为合适。正如表 5.1 所述，需要评估一些较为关键的要素，如正畸后的保持、牙动度和咬合关系稳定性等。治疗计划确定后，需要了解患者的期望值。作为书面知情同意的重要组成部分，每一步治疗的重要性和可能面临的问题（用患者及其监护人能够理解的语言）均需要阐述清楚。该工作的重要之处在于让患者及其监护人建立基本的健康认知，并允许他们表达对于医疗团队所制订治疗规划的认识

及想法[25-26]。补充的文字材料和图解有一定作用，但不能替代详细的健康宣教。同时需要讨论治疗设计的备选方案（包括重要性及可能风险），并了解患者及其监护人对不进行治疗将会出现的后果的态度[27]。

制订完治疗计划，要想获得美观和功能兼具的种植修复疗效，还应对诊断和治疗设计全面考虑。对于外胚叶发育不全患者，一个有经验的颅颌面治疗团队通常包括儿童口腔科医生、正畸医生、颌面外科医生、牙周医生、修复医生、义齿加工技师，还包括影像医生和口腔及临床外科护士[18]，有时还需要社会工作者和语音训练人员的参与。对患者临床及口腔病史的初步评估有助于种植系统及设备的选择，从而满足患者治疗和美观需要。同时，这一系列评估还将有助于发现手术干预的潜在危险性，尤其是对那些伴有 P63 突变的外胚叶发育不全患者，如 Hay-Wells 综合

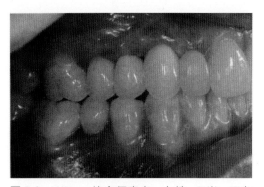

图 5.9 Witkop 综合征患者，女性，7 岁，正在接受复诊检查。上颌尖牙区域（#6 和 #11）有种植体植入，种植部位有来自第二前磨牙区域的指状自体软组织移植（#4 和 #13），单端固定局部义齿修复侧切牙，修复前依据表 5.1 内容对患者进行充分评估。注意颊侧黏膜的灰色区域，在长期复诊中经常可以观察到这一现象，往往提示移植瓣的吸收，该现象的出现同局部是否存在种植体无关

---

❶ BioHorizons, Birmingham, AL: 阿拉巴马州伯明翰市的 BioHorizons 公司
❷ Symbios, DENTSPLY Implants, Waltham, MA: 马萨诸塞州沃尔瑟姆市登士柏种植体生产的 Symbios 系列产品

表 5.1　种植治疗相关的危险因素评估及书面同意书内容提示

	指导原则	具体内容	处理方法
1	三维层面黏膜生物学类型？	菲薄黏膜（厚度 <2mm）通常会导致软组织退缩和植体周围骨吸收从而造成美学效果不佳。注意同时评估种植位点四周骨质厚度	考虑结缔组织移植和唇侧骨增量。种植体周围的骨板厚度至少为 1~1.5mm。若无法实现，则考虑位点保存。利用 CBCT（锥形束 CT）评估种植位点
2	微笑时是否对称？	口唇部咀嚼肌在正常及微笑状态下均会出现不对称，这种不对称主要体现在咬合平面的前后两个位置	评估后部咬合平面同口角的位置关系；评估两侧颊旁间隙的大小及对称性
3	前牙切导平面？	两侧尖牙间的牙齿大小同牙弓长度不协调？	正畸治疗调整前牙切缘（侧切牙的切缘稍低于中切牙）
		牙齿被动萌出导致前牙切导平面改变？	利用正畸方法使对颌前牙切缘紧密接触上颌切牙舌隆突。若无法实现，利用复合树脂在舌隆突处制作停止平面，以防止牙齿不对称被动萌出
		前部孤立切牙？上、下天然前牙垂直向和水平向上的覆𬌗覆盖关系	如果在治疗过程中前牙功能受到影响时，可对对颌牙进行调𬌗甚至拔除
4	牙间比例？	前牙切导平面上的牙齿比例平衡	一般以中切牙为基准（如切龈向宽度为中切牙的 70%~75%），如果侧切牙近远中径为其 2/3 或更少，则考虑采用单端桥修复恢复侧切牙外形
5	牙间关系？	尖牙、侧切牙和中切牙位置关系不对称会导致中线偏移	进行正畸治疗，以利于后期对形态进行修复，考虑树脂黏结或瓷贴面修复
6	牙齿邻接点处牙龈位置？	牙齿双侧邻接点不对称可能导致牙齿邻接点处牙龈退缩或牙龈处釉质牙骨质界不对称	通过临时冠进行评估，考虑是否需将牙齿邻接点向根方移动
7	缺损类型？	评估软硬组织需要加强的程度，以及由此对治疗时间的影响	结合患者实际情况探讨治疗时间，同时准备在愈合和组织塑形阶段所需的临时修复体
8	退缩病史？	对口腔内的其他位点进行评估，观察是否存在软组织退缩	评估过程需仔细，尤其是对正畸治疗后的患者。必要时考虑修复措施
9	缺损病史？	骨及黏膜缺损的程度	考虑在先天缺牙部位通过正畸治疗和（或）分阶段手术治疗措施修复缺损
10	黏膜健康？	黏膜炎症，尤其是在佩戴临时修复体的情况下，会对最终美学修复有影响	黏膜组织应尽可能健康；应意识到正畸治疗对黏膜的可能影响（尤其是伴有牙根外吸收时）

征、外胚叶发育不全、先天缺指（趾）、唇腭裂综合征，对其进行软硬组织移植并对预后进行确切判断非常困难[28]。在手术和修复重建的整个过程中，口腔医生的每一步治疗都应获得患者书面和口头知情同意。治疗团队纳入一名临床遗传学医生（来自一些大的医疗中心，通常为儿科）对患者的遗传或临床表型做出诊断非常重要，这将为保险公司的保险评估提供信息支持。

成年患者修复重建的推荐步骤

为了获得可预期的效果，修复医生在诊断阶段就应当参与治疗计划的设计。若选择种植重建，治疗计划将决定种植体的数量、大小、直径、种植位点及角度[29-30]。在此基础上，制作手术导板或义齿以使种植体在合适位置以合适角度就位，并判断是否需要在术前或术中进行软硬组织移植。临床评估阶段，牙医还需要仔细检查剩余牙槽嵴的外形。结合患者软硬组织的非正常变化，无论最终进行何种方式的修复，都应避免引导患者形成不切实际的期望值（图 5.10）。

术前治疗计划的合理制订有助于实现良好的美学目标，必须确保种植体的

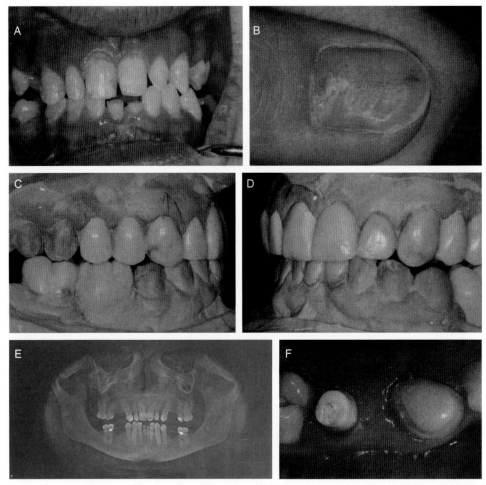

图 5.10　A.Witkop 综合征（牙 / 指甲综合征）患者正畸治疗结束后。检查可见由于上呼吸道窘迫综合征使得后部磨牙低于𬌗平面。患者多个牙缺失，牙齿解剖形态异常，釉质矿化不良（釉质形成不全的变异形式）。B. 患者手部指甲外形异常，满足 Witkop 综合征表现。C、D. 根据治疗计划，恢复患者牙间垂直高度（遵照全口义齿制作基本原则如牙齿位置满足发音，有利美观等），在诊断模型上利用蜡型进行诊断性修复以进一步确定最终外形和贴面形态。E. CBCT 重建患者全口影像，结果提示上颌尖牙牙根远中倾斜，对前磨牙缺失区域需要植入的两颗种植体有阻挡。详细评估治疗方案并考虑尖牙稳定性后，最终决定在第二前磨牙部位植入一颗种植钉，之后利用固定局部义齿将其连于尖牙，两侧治疗方法相同。F. 第二前磨牙处种植体上放置的氧化锆 CAD/CAM 基台（Atlantis, DENTSPLY Implants, Waltham, MA）❶和上颌尖牙预备的𬌗面观

---

❶ Gold Hue, Atlantis DENTSPLY Implants, Waltham, MA：马萨诸塞州沃尔瑟姆市登士柏种植体亚特兰蒂斯公司生产的 Gold Hue 系列产品斯公司生产的 Gold Hue 系列产品

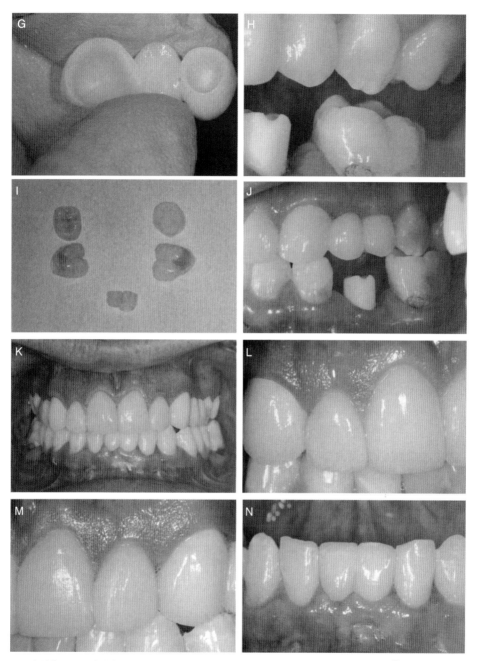

图 5.10（续）　G. 试戴氧化锆固定局部义齿（Studio32, Cedar Rapids, Iowa）❶。H. 由于上气道窘迫综合征导致的吐舌习惯使得磨牙低于合平面，对双侧下颌第一磨牙行瓷贴面修复。I. 下颌最终修复体口内黏结准备。下颌前磨牙区放置一颗种植体，其上修复体大小约为一颗磨牙，外形为两颗前磨牙。中切牙区域放置一颗种植体制作单端固定桥。下颌两侧第一磨牙均制作全瓷高嵌体以恢复咬合关系。J. 下颌磨牙区域瓷基台就位。K. 全部修复治疗完成后 4 年随访正面观。可见黏膜组织健康，未出现反应性磨牙下沉。患者每晚佩戴硬质真空成型保持器。L. 上颌右侧切牙区可见贴面及固定局部义齿周围黏膜组织稳定。M. 上颌左侧切牙区同右侧相比情况类似。N. 下颌中切牙区域 4 年后随访可见组织形态较为稳定。该部位植入微型种植体，左侧中切牙区域为 #25，右侧中切牙区域为 #26，制作单端桥

❶ Studio 32, Cedar Rapids, Iowa: 美国爱荷华州锡达拉皮兹市 32 号加工厂

植入遵循以修复学为导向的原则。以种植体为基础在其上进行固定局部义齿修复是解决长跨度缺牙的良好选择，以往这种情况只能依靠可摘局部义齿进行修复。当然，可摘局部义齿价格较为便宜，且避免了手术所导致的诸多风险。在和患者商讨治疗计划时，要以实现美观和功能为出发点，同时要告知患者可能的备选方案，包括传统的固定局部义齿、黏结树脂修复（马里兰桥）、种植修复和（或）可摘局部义齿。

在诊断阶段需要确定骨内种植体的数量。当需要利用种植体修复多个连续缺失牙时，通常将三颗牙齿连成整体，利用两颗种植体固位制作短跨度固定局部义齿。通过调整桥体来修整外形并决定最终修复体的位置（图5.10）。该方法在上前牙区多颗牙齿缺失时更为适用，在这种情况下，较小的牙齿通常利用桥体进行修复（表5.1），而种植体放在尖牙和中切牙部位。

当前牙区存在单颗或多颗牙齿缺失时，种植体多偏向唇侧，使得唇侧骨板较薄。牙齿脱落后，上颌骨板通常会向腭侧和根尖方向出现不稳定吸收（如3~4mm骨质吸收）[31-36]。在任何会出现骨质吸收的情况下，都要考虑唇颊侧骨板的吸收可能，包括外伤折断或正畸治疗。下颌骨吸收通常不均匀，上部较窄骨嵴吸收较多，使得牙槽骨嵴变宽，肌肉广泛附着。为了得到在功能和美观上均比较理想的牙齿位置，可在模型上利用诊断基托进行排牙，周围用蜡恢复完整的软硬组织外形。真空成型法制作的诊断基托可帮助外科医生决定牙齿的位置、排列及位点提升需要的软硬组织量[18]。医生需要考虑牙齿在正中关系的咬合力或最大限度的牙尖交错咬合，以使咬合力沿种植体长轴负载或在可控的

范围内负载于成角度种植体上[37-38]。过大的侧方咬合接触可导致挠度和扭矩增大，出现基牙损伤、冠桥机械附件折断、后方种植体前部牙齿近中移动、后牙开𬌗等并发症[39-40]。

种植体通过固定局部义齿与天然牙连接的方式可为刚性或非刚性连接[22]。若采用非刚性连接，天然基牙有可能发生无法预期的移动[41-42]，在这种情况下，如果只是依靠种植体进行固位或者支持，就需要增加额外的种植体和（或）加强措施（如外植骨、上颌窦提升和牵拉成骨等）。牙/种植体联合支持的固定局部义齿可用于缺乏解剖空间，但单纯天然牙支持时牙齿又会出现轻微动度的情况（图5.10）[43]。

对于局部无牙颌或单个牙缺失的病例，合理放置种植体对于可预测的美学效果非常重要。正如表5.1所述，首先需要考虑骨及软组织量是否足够等相关问题。之后，修复医生需要和患者及种植团队商讨这些危险因素。从三维角度评估任何一个可能的种植位点时，一定要兼顾软硬组织外形，此时，需要综合考虑临床检查结果、诊断模型和诊断蜡型。评价骨组织外形时，可于局麻下进行触诊和探诊（如利用根管探针和带有刻度的探针直达牙周骨组织，以间隔数毫米的距离依次测量牙龈厚度），同时结合CBCT影像学检查结果做好参考标记（如在外表面利用暂封材料或牙胶等作标记）。对软组织外形、质量、质地和颜色进行评估（表5.1）的同时还必须参考诊断蜡型，从而为影像学检查和手术提供指引。种植体植入前必须确保牙周组织完全健康。宽厚型的牙周组织通常黏骨膜瓣较厚，较之于菲薄黏膜，更有利于抵抗软组织退缩的风险。与之相反，外胚叶发育不全患者通常是菲薄

发红的牙周组织覆盖在窄小甚至缺如的牙槽嵴上，软组织退缩的风险很高[44]。无论是否放置种植体，牙齿拔除之后随着时间推移，常会出现唇侧骨板的吸收。利用对侧牙齿可观察正常牙龈的大小、形状、牙间乳头的颜色、游离龈外形及相对牙根的形态和大小，同时还可观察附着龈的宽度和牙根的唇侧突度[43-44]。如果菲薄黏膜位点处需要进行软组织增量，同样必须结合前述内容进行详细评估。保留切牙的龈乳头或在 CBCT 引导下开展非翻瓣手术法能提高种植区软组织的可预测性。但毕竟在术前对牙龈反应进行预测十分困难，因此需要将评估内容以书面知情同意书的形式表述。如果预估牙龈存在较高的退缩风险，最好用螺钉固位式冠或修复体替代黏结式修复体（图 5.11），这一方法更有利于后期外形的恢复和修整。

单颗牙种植修复需要缺隙处具有合适的骨量，可概括为"6 个 6 原则"[30]。举例说明，如一种植体直径 4mm，则：①邻牙牙根间的距离至少为 6mm；② 6mm 的近远中径；③ 6mm 的颊舌径；④对颌𬌗平面到缺失牙处牙槽嵴的高度至少为 6mm；⑤牙槽骨的冠根向高度需足够 6mm 长的种植体安全植入（考虑到钻头在进行植体预备时产生的轴倾角，通常需要 0.5~1mm 的额外高度）；⑥种植体植入后，其顶点应当比预估的釉牙骨质界低 3mm，从唇侧观，种植体应当比预估的釉牙骨质界顶点偏舌侧或腭侧 2mm（又称作"3×2=6"）。在初期愈合过程中，种植体周围至少 1mm 骨质会持续发生重建[45-46]，为了能让修复体穿龈部分能够形成更理想的外形，种植体需要比邻牙稍低（图 5.8）。首先，要考虑修复位点两侧软组织的位置、厚度及牙间牙槽嵴外形[47-48]。利用逐步深入技

术进行种植体预备，若操作得当，可在种植体穿龈处或基台黏膜交界处形成包括结缔组织和结合上皮的生物学宽度[49]。应当注意避免过度的锥形扩大预备以防止造成骨组织丧失、减少软组织支持并导致远期的牙龈退缩[50]。若种植体顶点不能放置于釉牙骨质界下方 2~3mm（如邻近上颌窦或其他重要结构），应当建议患者分次治疗。首先进行骨增量，之后植入种植体或选择其他修复治疗方式。如果缺失牙在脱落前存在错𬌗畸形或患者本身就有牙周问题，该牙则不适合进行种植修复。如果考虑即刻种植，种植体植入拔牙窝时最好偏向腭侧，以避免螺纹穿透或影响较薄的唇侧骨板。该方法将在种植体和唇侧骨板内侧留下大约 1mm 间隙，该间隙将被血凝块填充。最近，多位学者提出此间隙可利用不可吸收性异种移植物材料进行填充，表面覆盖生物膜。为了在即刻种植后获得初期稳定性，种植体的 1/3~1/2 需要被植入坚硬骨质，即种植体需要穿透拔牙窝的根尖。因此，在种植体预备时其前部存在过度预备的可能（有可能在后期导致不可预估的牙龈脱缩风险）。即刻种植的一个改良措施是通过松解牙齿冠部的软组织来进行龈瓣延长，该方法在唇侧进行翻瓣，可伴有或不伴有黏膜下结缔组织移植，伤口进行初期缝合。之后，开展二期手术，将种植体放于合适位置。此外，还可考虑利用固定矫治的方法通过位置移动增加黏膜和骨板厚度，即利用简单的正畸方法通过移动剩余牙根来获得额外的软、硬组织量，具体增量的多少取决于正畸牵拉的程度[51-53]。手术方式和修复基台的选择影响邻间隙牙乳头的保存、生长和维持。在前牙美学区，窄直径愈合基台在就位后能够利用临时修复牙冠对软组织进行塑形。种植体植

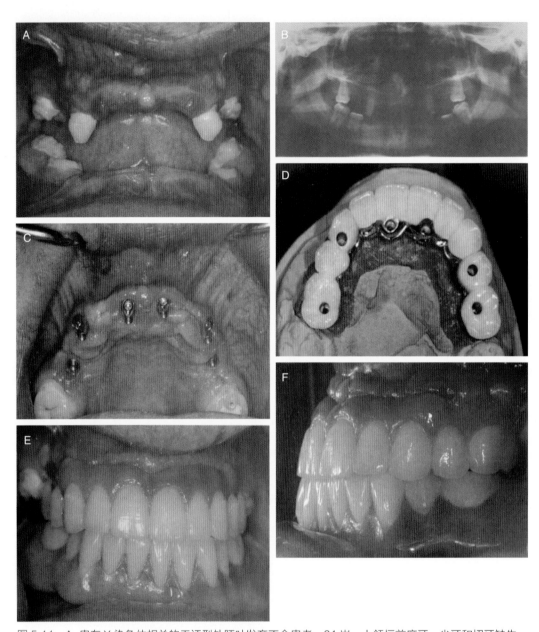

图 5.11　A. 患有 X 染色体相关的无汗型外胚叶发育不全患者，21 岁，上颌恒前磨牙、尖牙和切牙缺失，下颌前磨牙、尖牙和切牙亦缺失。B. 影像学评估提示骨量充足，满足开展上下颌种植体支持的覆盖义齿修复。C. 上颌植入 6 颗种植体，使用成角基台，螺丝固位法进行上颌固定修复。D. 烤瓷熔附固定局部义齿通过固位螺钉固定于主模型。E. 上颌采用旋钮固位，下颌采用覆盖义齿修复（Locator, Zest Anchors, Escondido, CA）❶，1 年后复查。F. 重建修复后 10 年复查侧面观。螺丝固位使得修复体更便于维护和保持局部清洁。通常上颌瓷修复伴下颌丙烯酸树脂牙修复能避免临床常见的上、下颌牙瓷接触所造成的修复体碎裂和折断

❶ Locator, Zest Anchors, Escondido, CA: 加利福尼亚州埃斯孔迪多市 Zest Anchors 公司生产的 Locator 系列全口种植义齿连接系统

入后即戴入修复体（即刻临时冠修复），从而引导周围软组织愈合。在愈合阶段，无论是牙尖交错位还是侧方运动，临时冠都不能有咬合接触。因此种植手术后如果即刻开展临时冠修复，考虑到伤口炎症及愈合会导致相邻天然牙动度增加，需要密切关注咬合关系变化[54]。经过6~12周的愈合，方可制取终印模并进行最终修复体的佩戴。软、硬组织愈合后，由于存在邻间接触及牙龈外展隙，成熟的组织能够适应临时修复体外形。在牙龈组织形成稳定后，即可开展最终修复，通常为种植体植入后6周或更长时间。

结　论

　　为先天缺牙患者开展修复治疗，能够在生理和情感上为患者提供强有力的支持和帮助。让患者清楚地了解不同治疗方法的优点及可能面临的风险是医患交流的重要环节。口腔健康的维护从患者出生时就要开始，多学科合作诊疗需要贯穿患者儿童期、青少年直至成年期。该过程为目标人群提供不同治疗方法的选择但应注意避免过度治疗，让患者终身拥有健康的口腔环境。

参考文献

[1] Carmichael RP, Sandor GK. Use of dental implants in the management of syndromal oligodontia. Atlas Oral Maxillofac Surg Clin North Am, 2008, 16(1):33–47.

[2] Freire-Maia N, Pinheiro M. Ectodermal dysplasiassome recollections and a classification. Birth Defects Orig Attic Set, 1988, 24(2):3–14.

[3] Paulus C, Martin P. Hypodontia due to ectodermal dysplasia: rehabilitation with very early dental implants. Rev Stomatol Chir Maxillofac Chit Orale, 2013, 114(3):e5–e8.

[4] Diz P, Scully C, Sanz M. Dental implants in the medically compromised patient. J Dent, 2013, 41(3): 195–206.

[5] Al-Ibrahim HA, Al-Hadlaq SM, Abduljabbar TS, et al. Surgical and implantsupported fixed prosthetic treatment of a patient with ectodermal dysplasia: a case report. Spec Care Dentist, 2012, 32(1): 1–5.

[6] Bidra AS, Martin JW, Feldman E. Complete denture prosthodontics in children with ectodermal dysplasia: review of principles and techniques. Compend Contin Educ Dent, 2010, 31(6):426–433, quiz 34, 44.

[7] Van Sickels JE, Raybould TP, Hicks EP. Interdisciplinary management of patients with ectodermal dysplasia. J Oral Implantol, 2010, 36(3):239–245.

[8] Cronin Jr RJ, Oesterle LJ. Implant use in growing patients. Treatment planning concerns. Dent Clin N Am, 1998, 42(1): 1–34.

[9] Yap AK, Klineberg I. Dental implants in patients with ectodermal dysplasia and tooth agenesis: a critical review of the literature, lnt J Prosthodont, 2009, 22(3): 268–276.

[10] Klineberg I, Cameron A, Hobkirk J, et al. Rehabilitation of children with ectodermal dysplasia. Part 2: an international consensus meeting. Int J Oral Maxillofac Implants, 2013, 28(4):1101–1109.

[11] Klineberg I, Cameron A, Whittle T, et al. Rehabilitation of children with ectodermal dysplasia. Part 1: an international Delphi study. lnt J Oral Maxillofac Implants, 2013, 28(4): 1090–1100.

[12] Bassi F, Calx AB, Chang TL, et al. Econo-

mic outcomes in prosthodontics, Int J Prosthodont, 2013, 26(5):465–469.

[13] Bassi F, Can. AB, Chang TL, et al. Psychologic outcomes in implant prosthodontics. Int J Prosthodont, 2013, 26(5): 429–434.

[14] Bassi F, Cart AB, Chang TL, et al. Functional outcomes for clinical evaluation of implant restorations. Int J Prosthodont, 2013, 26(5):411–418.

[15] Bassi F, Carr AB, Chang TL, et al. Clinical outcomes measures for assessment of longevity in the dental implant literature: ORONet approach. Iht J Prosthodont, 2013, 26(4):323–330.

[16] Bassi F, Can' AB, Chang TL, et al. Oral Rehabilitation Outcomes Network-ORONet. Iht J Prosthodont, 2013, 26(4): 319–322.

[17] Stanford CM, Guckes A, Fete M, et al. Perceptions of outcomes of implant therapy in patients with ectodermal dysplasia syndromes. Int J Prosthodont, 2008, 21 (3): 195–200.

[18] Stanford CM. Application of oral implants to the general dental practice. J Am Dent Assoc, 2005, 136(8): 1092-1100, quiz 165–166.

[19] De Coster PJ, Marks LA, Martens LC, et al. Dental agenesis: genetic and clinical perspectives. J Oral Pathol Med, 2009, 38(1): 1–17.

[20] Kohli R, Levy S, Kummet CM, et al. Comparison of perceptions of oral health-related quality of life in adolescents affected with ectodermal dysplasias relative to caregivers. Spec Care Dentist, 2011, 31(3):88–94.

[21] Stanford CM, Wagner W, Rodriguez YBR,

et al. Evaluation of the effectiveness of dental implant therapy in a practice-based network (FOCUS). Int J Oral Maxillofac Implants, 2010, 25(2):367–373.

[22] Ozkurt Z, Kazazoglu E. Clinical success of zirconia in dental applications. J Prosthodont, 2010, 19(1):64–68.

[23] Bergendal B, Ekman A, Nilsson P. Implant failure in young children with ectodermal dysplasia: a retrospective evaluation of use and outcome of dental implant treatment in children in Sweden. Int J Oral Maxillofac Implants, 2008, 23(3):520–524.

[24] Dueled E, Gotfredsen K, Trah Damsgaard M, et al. Professional and patient-based evaluation of oral rehabilitation in patients with tooth agenesis. Clin Oral Implants Res, 2009, 20(7):729–736.

[25] Gong DA, Lee JY, Rozier RG, et al. Development and testing of the Test of Functional Health Literacy in Dentistry (TOFHLiD). J Public Health Dent, 2007, 67(2):105–112.

[26] Richman IA, Lee JY, Rozier RG, et al. Evaluation of a word recognition instrument to test health literacy in dentistry: the REALD-99. J Public Health Dent, 2007, 67(2):99–104.

[27] Chalmers I. Well informed uncertainties about the effects of treatments. BMJ, 2004, 328(7438):475–476.

[28] Monti P, Russo D, Bocciardi R, et al. EEC- and ADULT-associated TP63 mutations exhibit functional heterogeneity toward P63 responsive sequences. Hum Murat, 2013, 34(6):894–904.

[29] Patzelt SB, Bahat O, Reynolds MA, et al. The all-on-four treatment concept: a systematic review. Clin Implant Dent Relat

Res, 2013. doi: 10.1111/cid. 12068. (Epub ahead of print)

[30] Cooper LF, Pin-Harry OC. "Rules of Six"-diagnostic and therapeutic guidelines for single4ooth implant success. Compend Contin Educ Dent, 2013, 34(2): 94-98, 100–101, quiz 2, 17.

[31] Sanz M, Cecchinato D, Ferrus J, et al. Implants placed in fresh extraction sockets in the maxilla: clinical and radiographic outcomes from a 3-year follow-up examination. Clin Oral Implants Res, 2014, 25:32l–327.

[32] Lindhe J, Bressan E, Cecchinato D, et al. Bone tissue in different parts of the edentulous maxilla and mandible. Clin Oral Implants Res, 2013, 24(4):372–377.

[33] Januario AL, Duarte WR, Barriviera M, et al, Lindhe 3. Dimension of the facial bone wall in the anterior maxilla: a cone-beam computed tomography study. Clin Oral Implants Res, 2011, 22(10): 1168–1171.

[34] Araujo MG, Lindhe J. Socket grafting with the use of autologous bone: an experimental study in the dog. Clin Oral Implants Res, 2011, 22(1):9–13.

[35] Huynh-Ba G, Pjetursson BE, Sanz M, et al. Analysis of the socket bone wall dimensions in the upper maxilla in relation to immediate implant placement. Clin Oral Implants Res, 2010, 21(1):37–42.

[36] Tomasi C, Sanz M, Cecchinato D, et al. Bone dimensional variations at implants placed in fresh extraction sockets: a multilevel multivariate analysis. Clin Oral Implants Res, 2010, 21(1):30–35.

[37] Stanford CM. Issues and considerations in dental implant occlusion: what do we know, and what do we need to find out? J Ca]if Dent Assoc, 2005, 33(4):329–336.

[38] Klineberg I, Murray G. Osseoperception: sensory function and proprioception. Adv Dent Res, 1999, 13:120–129.

[39] Goodacm C J, Kan JY, Rungcharassaeng K. Clinical complications of osseointegrated implants. J Prosthet Dent, 1999, 81(5):537–552.

[40] Papaspyridakos P, Chen CJ, Chuang SK, et al. A systematic review of biologic and technical complications with fixed implant rehabilitations for edentulous patients. Int J Oral Maxillofac Implants, 2012, 27(1): 102–110.

[41] English CE. Biomechanical concerns with fixed parrial dentures involving implants. Implant Dent, 1993, 2(4):221–242.

[42] Rieder CE, Parel SM. A survey of natural tooth abutment intrusion with implant-connected fixed partial dentures, Int J Periodontics Restorative Dent, 1993, 13(4): 334–347.

[43] Stanford CM, Maze G. Prosthetic considerations for implant surgery. Pract Proced Aesthet Dent, 2006, 18(5):suppl 8.

[44] Olsson M, Gunne J, Astrand P, et al. Bridges supported by free-standing implants versus bridges supported by tooth and implant. A five-year prospective study. Clin Oral Implants Res, 1995, 6(2):114–121.

[45] Stanford CM, Brand RA. Toward an understanding of implant occlusion and strain adaptive bone modeling and remodeling. J Prosthet Dent, 1999, 81(5):553–561.

[46] Garetto LP, Chen J, Parr JA, et al. Remodeling dynamics of bone supporting rigidly fixed titanium implants: a histomorphometric comparison in four species including humans. Implant Dent, 1995,

4(4):235–243.

[47] Bidra AS. Three-dimensional esthetic analysis in treatmere planning for implant-supported fixed prosthesis in the edentulous maxilla: review of the esthetics literature. J Esthet Restor Dent, 2011, 23(4):219–236.

[48] Kan JY, Rungcharassaeng K, Liddelow G, et al. Periimplant tissue response following immediate provisional restoration of scalloped implants in the esthetic zone: a one-year pilot prospective multicenter study. J Prosthet Dent, 2007, 97 (6 Suppl):S 109–118.

[49] Berglundh T, Lindhe J. Dimension of the periimplant mucosa. Biological width revisited. J Clin Periodontol, 1996, 23(10): 971–973.

[50] Stanford CM. Achieving and maintaining predictable implant esthetics through the maintenance of bone around dental implants. Compend Confin Educ Dent, 2002, 23(9 Suppl 2): 13–20.

[51] LeSage BP, Linde oom JA, Tjiook Y, et al. Improving implant aesthetics: prosthetically generated papilla through tissue modeling with composite. Pract Proced Aesthet Dent, 2006, 18(4):257–253.

[52] Yeo AB, Cheok CB. Management strategies of the unsalvageahle tooth. Dent Update, 2006, 33(1):7-8,10–12.

[53] Adolfi D, de Freitas A J, Groisman M. Achieving aesthetic success with an immediate-function implant and customized abutment and coping. Pract Proced Aesthet Dent, 2005, 17(9):649–654.

[54] Gapski R, Wang HL, Mascarenhas P, et al. Critical review of immediate implant loading. Clin Oral Implants Res, 2003, 14(5):515–527.

釉质发育不全的诊断和治疗

第六章

W. Kim Seow, J. Timothy Wright

摘 要

釉质发育受环境因素及遗传因素影响，遗传因素的影响主要是指与正常釉质发育或代谢相关的重要基因发生了改变。此外，某些引起釉质发育不全的病因既包括了环境因素又包含有遗传因素，如磨牙-切牙矿化不全（molar-incisor hypomineralization，MIH）的病因等。遗传性釉质发育不全（amelogenesis imperfecta，AI）是影响釉质发育的遗传性疾病，该疾病是由于釉质形成相关蛋白的编码基因发生突变而引起。遗传性釉质发育不全的临床表现为釉质薄或缺损，表面呈点窝状改变。若为釉质矿化不良或釉质成熟不全，则表现为釉质颜色异常或硬度降低、质软而脆。AI通常依靠临床表现来诊断，目前多种AI的基因型已经得到证实。许多常染色体显性遗传的AI都与 ENAM 或 AMELX 基因突变有关，这两种基因编码与釉基质成熟、矿化相关的蛋白。釉质矿化不全和釉质成熟不全型AI则为常染色体隐性遗传，该类型AI常与编码激肽释放酶-4（KLK4）、金属蛋白酶（MMP20）、FAM83H及WDR72蛋白的基因发生突变有关。除AI外，还有80余种遗传性综合征表现有釉质缺陷，其中釉质发育异常是其最常见表现。

釉质缺陷会导致美观、牙齿敏感等一系列问题，同时增加龋病、牙折、牙齿磨损和酸蚀症的发病率。釉质缺陷的患者应注重早期诊断，恢复美观和修复、保存牙列，并且需要口腔全科医生、儿童牙科医生、正畸医生及修复科医生的共同协作。尽管对釉质发育不全的病因研究已取得一定进展，但该疾病尚存未知的发病因素，且这些病因与遗传、环境因素的相互作用关系仍需要进一步探索。

W. K. Seow
　昆士兰大学牙科学院儿童口腔中心
　澳大利亚布里斯班
　e-mail: k.seow@uq.edu.au
J.T.Wright
　北卡罗来纳大学牙科学院儿童口腔科
　美国，北卡罗来纳州，教堂山

引 言

釉质是哺乳动物体内最坚硬的组织，主要由羟基磷灰石构成。重量组成中，矿物质超过 98%，有机基质和水分不足 2%[1]。釉质形成是一个漫长的过程，通过复杂和精密的生物学机制发生蛋白基质沉积，经加工后为釉质矿化提供最适宜的环境。目前已发现超过 100 余种环境因素与釉质发育异常相关，其数量与相关的遗传因素相当。口腔保健工作者一直致力于研究釉质发育异常的病因并探寻合适的手段来控制这些复杂多样的发病因素。釉质形成的大部分过程受成釉细胞控制，该细胞的主要作用为生成釉质[1]。在与釉质形成相关的大量蛋白中，数量最多的是釉原蛋白，该蛋白由位于 X 染色体和 Y 染色体上的 *AMELX* 和 *AMELY* 基因编码，控制釉质晶体的形状和大小。另一种蛋白质釉蛋白，由 *ENAM* 基因编码，与釉质晶体的生长和长度相关。釉基质的矿化与釉质溶解蛋白或基质金属蛋白酶 20（*MMP20*）有关，该蛋白可使釉基质降解[2]。激肽释放酶 -4（KLK4）是另一种重要的蛋白酶，当羟基磷灰石晶体生长成熟后该酶能够去除基质中的剩余蛋白[3]。釉质形成后，大量的成釉细胞出现程序性死亡，即凋亡[4]。

遗传性釉质发育不全患者编码釉质形成相关蛋白的基因发生突变。遗传性釉质发育不全还可出现于某些临床表现并不局限于釉质异常的系统综合征，在这些综合征中，同牙齿一样来源于神经外胚间充质的毛发和指甲等同样可能出现异常表现[5]。本章节旨在综述遗传性釉质发育不全的病因、临床表现及现行的治疗方法，重点讲解遗传性釉质发育不全（amelogenesis imperfecta, AI）的病因及其多种临床表现的处理，以及具有釉质异常临床表现的全身性综合征（如大疱性表皮松解症、毛发 – 牙齿 – 骨综合征等）的诊断与治疗。尽管本章节无法覆盖所有影响釉质形成的发病因素，但现有内容依然为口腔医疗工作者在诊治釉质发育不全时提供了一个框架。

遗传性釉质发育不全

遗传性釉质发育不全是一组釉质形态、结构发育出现异常的遗传性疾病。据报道，该病的发病率为 1/14 000~1/700[6-7]。根据临床表现的不同，AI 可分为釉质发育不良型、釉质矿化不良型和釉质成熟不全型。遗传因素在釉质发育不同阶段产生的不同作用导致了众多分型的出现[7]。釉质发育不良型表现为釉质形成量不足，釉质较薄，表面呈点窝状改变（图 6.1）；AI 的主要病因在于形成和降解釉基质的蛋白发生异常。釉质矿化不良型是由于微晶体在形成初期及随后生长过程中出现异常，而釉质成熟不全型则是釉质晶体在生长末期出现异常所致（图 6.2~6.4）。釉

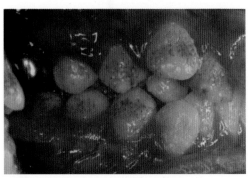

图 6.1 患儿男性，13 岁，患有釉质发育不良型 AI，图中可见釉质表面呈点窝状改变

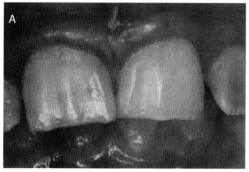

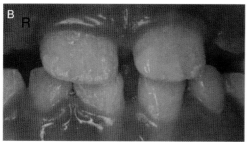

图 6.2 A.患儿男性，患有 X 染色体连锁遗传型釉质发育不全，病变累及上颌切牙，可见仅少量釉质覆盖牙齿表面。B.图 A 患儿姐姐的切牙，可见釉质表面呈点窝状改变，釉质边缘不规则，部分牙面釉质缺如。右侧切牙较左侧症状更为显著

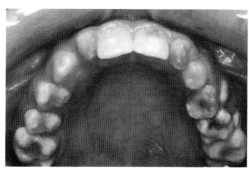

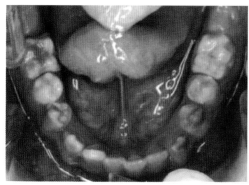

图 6.3 患儿男性，11 岁，上下颌牙齿均为釉质矿化不良型 AI

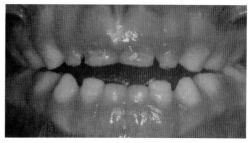

图 6.4 患儿男性，5 岁，患有乳牙釉质成熟不全型 AI 伴前牙开𬌗

质矿化不良型 AI 的临床表现与编码羟基磷灰石生成、生长和矿化相关蛋白的基因发生突变有关，临床表现为釉质颜色异常、晦暗、质软而易碎。

◆ 遗传性釉质发育不全的基因型和表型

近年来由于分子遗传学和生物化学的发展，使根据基因突变的类型给 AI 进行分型成为可能。AI 突变的基因、各分型的相关蛋白及遗传方式见表 6.1 和表 6.2。OMIM 中指定的分类名称及与 AI 相关的基因见表 6.3。迄今为止，在 AI 的所有表型中，只有约一半表型的突变基因得到证实，这些突变的基因影响着釉质的形成，如 *AMEL*、*ENAM*、*FAM83H*、*KLK4*、*MMP20*、*WDR72* 和 *C4ORF26* 等。此外有约一半表型的基因改变情况目前尚不清楚 [31-33]。

编码釉质蛋白的基因 *ENAM* 突变与两种不同类型的 AI 相关，这两种疾病均是常染色体显性遗传（AD）[9-10]，父母患病，子女无论是何性别，都将有 1/2 的概率患病。但也有少数家庭 *ENAM* 基因突变是常染色体隐性遗传（AR）[12-13]，父母若为携带者，则其子女无论是何性别，其患病概率为 1/4（表 6.1）。*ENAM* 基因突变所导致的釉质发育不良型 AI 表现为广泛性釉质较薄，

表 6.1　釉质发育不良型 AI 的表型和基因型

表型	遗传方式	AI 突变	蛋白	作者
釉质发育不良 – 表面光滑	AD	*ENAM*	p.A158Q178del	Rajpar et al. (2001)[8]
釉质发育不良 – 釉质薄弱	AD	*ENAM*	p.N197fsX277	Kida et al. (2002)[9]
釉质发育不良	AD	*ENAM*	p.M71_Q157del	Kim et al. (2005)[10]
釉质发育不良 – 局限型	AD	*ENAM*	p.K53X	Mardh et al. (2002)[11]
釉质发育不良 – 局限型	AD	*ENAM*	p.422fsX277	Hart et al. (2003)[12]
釉质发育不良 – 局限型	AD	*ENAM*	p.S246X	Ozdemir et al. (2005)[13-14]
釉质发育不良 – 表面光滑，釉质薄弱	AR	*ENAM*	p.V340_M341insSQYQYCV	Ozdemir et al. (2005)[13-14]
釉质发育不良 – 表面光滑，釉质薄弱	AR	*ENAM*	p.P422fsX448	Hart et al. (2003)[12]
釉质发育不良 – 表面光滑	X 染色体连锁	*AMEL*	p.15_a8delinsT	Lagerstrom-Fermer et al. (1991)[15]
釉质发育不良 – 表面光滑	X 染色体连锁	*AMEL*	p.W4X	Sekiguchi et al. (2001)[16]
釉质发育不良 – 表面光滑	X 染色体连锁	*AMEL*	p.MIT	Kim et al. (2004)[17]
釉质发育不良 – 表面光滑	X 染色体连锁	*AMEL*	p.W45	Kim et al. (2004)[17]
釉质发育不良 – 表面光滑	X 染色体连锁	*AMEL*	p.E191X	Lench and Winter (1995)[18]
釉质发育不良 – 表面光滑	X 染色体连锁	*AMEL*	p.P158fsX187	Lench and Winter (1995)[18]
釉质发育不良 – 表面光滑	X 染色体连锁	*AMEL*	p.L181fsX187	Kindelan et al. (2000)[19]
釉质发育不良 – 表面光滑	X 染色体连锁	*AMEL*	p.Y147fsX187	Green et al. (2002)[20]
釉质发育不良 – 表面光滑	X 染色体连锁	*AMEL*	p.H129fsX187	Sekiguchi et al. (2001)[16]
釉质发育不良 – 表面光滑	X 染色体连锁	*AMEL*	p.P52R	Kide et al. (2007)[21]
釉质发育不良 – 表面光滑	X 染色体连锁	*AMEL*	pT511	Lench and Winter (1995)[18]

表 6.2　釉质矿化不良型和釉质成熟不全型 AI 的表型和基因型

表型	遗传方式	AI 突变	蛋白	作者
釉质成熟不全 / 釉质发育不良	X 染色体连锁	*AMEL*	p.18del	Lagerstrom et al. (1991)[22]
釉质成熟不全 / 釉质发育不良	X 染色体连锁	*AMEL*	p.H77L	Hart et al. (2003)[12]
釉质成熟不全	X 染色体连锁	*AMEL*	p.P701	Collier et al. (1997)[23]
釉质成熟不全	AR	*MMP20*	p.1319fs338X	Kim et al. (2005)[10]
釉质成熟不全	AR	*MMP20*	p.H226Q	Ozdemir et al. (2005)[13-14]
釉质成熟不全	AR	*MMP20*	p.W34X	Papagerakis et al. (2008)[2]
釉质成熟不全	AR	*WDR72*	p.Ser783X	El-Sayed et al. (2009)[24]
釉质成熟不全	AR	*WDR72*	p.S489fs498	Wright et al. (2011)[25]
釉质成熟不全	AR	*WDR72*	p.Lys333X	Kuechler et al. (2012)[26]
釉质成熟不全	AR	*KLK4*	p.W153X	Hart et al. (2004)[27]
釉质矿化不良	AD	*FAM83H*	p.S287X	Wright et al. (2009)[28]
釉质矿化不良	AD	*FAM83H*	p.Q470X	Wright et al. (2009)[28]
釉质矿化不良	AD	*FAM83H*	p.Q456X	Hart et al. (2009)[29]
釉质矿化不良	AD	*FAM83H*	p.L308fsX323	Wright et al. (2009)[28]
釉质矿化不良	AD	*FAM83H*	p.W460X	Lee et al. (2008)[30]
釉质矿化不良	AD	*FAM83H*	p.Q677X	Lee et al. (2008)[30]
釉质矿化不良 – 局限型	AD	*FAM83H*	p.L625fsX703	Wright et al. (2009)[28]
釉质矿化不良 – 局限型	AD	*FAM83H*	p.E694X	Wright et al. (2009)[28]

表面呈点窝状改变[33]。若位于 p.K53X[11] 上的 *ENAM* 发生突变，则釉质的局部异常可能是因为单倍体剂量不足（只存在一个正常的等位基因，仅由该基因编码釉蛋白导致釉质形成的量不足）所引起。另一类位于 p.N197fsX277[9] 上的 *ENAM* 突变可能表现为釉质菲薄或缺失，主要是因为产生的蛋白出现异常从而无法发挥形成釉质的功能。

AMELX 基因编码具有重要作用的釉质蛋白 – 釉原蛋白，但其在釉基质矿化过程中的作用仍不完全明确[34]。约 90% 的人釉原蛋白由 *AMELX* 基因编码，仅 10% 由 *AMELY* 基因表达，大部分先天性 *AMEL* 基因突变为 X 染色体连锁遗传，因此男性患者的表型通常较女性患者严重[35]。患病母亲与健康父亲的子女中男性后代与女性后代遗传该 X 染色体连锁基因的概率之比为 1∶2。而患病父亲与健康母亲的子女中，女性后代的患病概率为 1/2，男性后代则不患病。*AMELX* 基因突变的女性常出现莱昂效应，即成釉细胞中的部分 X 染色体失活，导致正常釉质和异常釉质交替出现形成交错的垂直条带[35-36]。基因突变的男性患者临床表现通常较女性患者更为严重，发病范围更为广泛，因其体内异常 *AMELX* 基因产生的均为异常蛋白（图 6.2）。

表 6.3　具有釉质发育不全临床表现的相关遗传疾病——OMIM 检索及相关基因

釉质发育不全	基因 / 位点	釉质表型	遗传模式
#301200 遗传性釉质发育不全，IE 型；AI1E	*AMELX*	釉质发育不良 / 釉质成熟不全（依据突变类型和蛋白作用）	X 染色体连锁遗传
%301201 遗传性釉质发育不全，釉质发育不良 / 釉质成熟不全，X 染色体连锁 2 型	*Xq22-q28*	釉质发育不良和（或）釉质成熟不全	X 染色体连锁遗传
#104500 遗传性釉质发育不全，IB 型；AI1B	*ENAM*	局限型釉质发育不良 / 广泛型釉质发育不良	常染色体显性遗传
#204650 遗传性釉质发育不全，IC 型；AI1C	*ENAM*	广泛型釉质发育不良	常染色体显性遗传
#204700 遗传性釉质发育不全，釉质成熟不全型，Ⅱ A1；AI2A1	*KLK4*	釉质厚度正常，釉质矿化不全呈橘褐色	常染色体隐性遗传
#612529 遗传性釉质发育不全，釉质成熟不全型，Ⅱ A2；AI2A2	*MMP20*	釉质厚度正常，釉质矿化不全呈橘褐色	常染色体隐性遗传
#130900 遗传性釉质发育不全，Ⅲ型；AI3	*FAM83H*	局限型或广泛型釉质矿化不全	常染色体隐性遗传
#613211 遗传性釉质发育不全，釉质成熟不全型，Ⅱ A3；AI2A3	*WDR72*	釉质成熟不全 – 牙齿萌出时釉质呈乳酪状且颜色晦暗。萌出后牙齿颜色异常且组织剥脱	常染色体隐性遗传
#104510 遗传性釉质发育不全，Ⅳ型；AI4	*DLX3*	TDO– 釉质薄弱且呈点窝状改变	常染色体显性遗传
#614253 遗传性釉质发育不全和牙龈纤维组织增生综合征；AIGFS	*FAM20A*	广泛型釉质发育不良，牙齿无法正常萌出，牙龈增生	
#104530 遗传性釉质发育不全，釉质发育不全型	???	釉质发育不良 – 牙齿不萌伴牙髓钙化。6 种不同表型	?
#614832 遗传性釉质发育不全，釉质成熟不全型，Ⅱ A4；AI2A4	*C4ORF26*	釉质成熟不全型 AI	常染色体隐性遗传

据报道，*AMELX* 基因突变的 AI 通常以釉质发育不良或釉质成熟不全这两种表型出现（表 6.1，表 6.2）。釉质发育不良型 AI 的表现为釉质广泛性菲薄，其原因在于 C 端编码区 *AMELX* 基因突变及信号肽形成异常[15,30,37]，而釉质成熟不全型则与 N 端编码区 *AMELX* 基因突变有关[22,38]，其第 5 和第 6 外显子突变则引起釉质发育不良型与釉质成熟不全型的合并表型[21,39~40]。

常染色体显性遗传的釉质矿化不

良型 AI 由 *FAM83H* 基因突变引起，在美国，此型是 AI 最常见的一型[28]。虽然 *FAM83H* 基因在其他组织中所发挥的作用并不清楚，但迄今为止，关于其突变的所有报道都同釉质异常相关，说明 *FAM83H* 基因在釉质形成中发挥了重要作用。*FAM83H* 基因突变患者表现为釉质脆弱呈黄褐色，与釉质成熟不全型患者釉质中脯氨酸含量较低相比，此型患者釉质中矿化物含量严重减少而蛋白含量增多。累及整个牙冠的釉质矿化不良型 AI 通常是由于 *FAM83H* 基因突变产生无功能蛋白（如 p.Q677X）。局限型釉质矿化不良型 AI 的基因突变所产生的功能失调蛋白（如 p.E694X）相对较少，从而仅表现出牙冠颈部的釉质异常[28]。

编码重组人激肽释放酶 -4（*KLK4*）和基质金属蛋白酶 *MMP20* 的基因突变会引起釉质成熟不全型 AI，此型疾病为常染色体隐性遗传[3,41]。虽然釉质厚度正常，但其矿化程度不足且蛋白含量较高。重组人激肽释放酶 -4（*KLK4*）基因所编码的蛋白酶可清除釉质成熟期的残余蛋白，从而为晶体的生长矿化提供较为理想的环境[41]。*MMP20* 基质金属蛋白酶则在釉质形成的分泌期发挥裂解釉原蛋白和成釉细胞的作用。已经证实 *MMP20* 可发生复等位基因突变[2,14,42-43]，该型突变可引起同常染色体隐性遗传的着色型釉质成熟不全型 AI 所迥异的表型，后者由 *C4ORF26* 基因突变引起。另一类同常染色体隐性遗传的釉质矿化不良型或釉质成熟不全型 AI 相关的突变是 *WDR72* 基因突变，该基因编码的胞内蛋白在其余各蛋白间发挥着媒介调节作用[44-45]。

◆ **遗传性釉质发育不全的其他异常表现**

与正常人相比，AI 患者更容易罹患其他口腔疾病，最为常见的是骨性开𬌗，好发于釉质矿化不良型和釉质成熟不全型患者（图 6.4）[46-48]。AI 患者好发骨性开𬌗的具体原因目前并不清楚，但据推测，与其他组织中基因发生改变所产生的效应有关。前牙开𬌗的原因还可能归咎于 AI 患者的牙齿敏感性显著增加，使得下颌位置或咬合力出现异常[46]。与 AI 相关的其他口腔问题还包括牛牙样牙、牙齿迟萌或不萌、牙骨质增生、牙髓钙化[49]、牙齿阻生及滤泡囊肿等[46,50-51]。

表现为釉质缺陷的其他遗传类疾病

成釉细胞所表达的数千种基因在釉质发育过程中通过影响细胞活性发挥功能，这些分子的异常可通过多种机制改变釉质发育。基因发生改变后通过影响釉质形成相关细胞的基因表达，从而产生直接效应（如 AI 患者的成釉细胞产生的异常基质），也可见基因功能正常或非成釉细胞来源的基因发生改变所产生的继发效应（如潜在的间充质来源细胞所产生的影响或全身代谢改变）。基因突变会对口腔上皮产生直接影响，从而改变成釉细胞或邻近支持细胞（如中间层细胞）的分化或功能发挥。例如同釉质发育不全相关的交界型大疱性表皮松解症（OMIM #226700，#226650）是由于层粘连蛋白 5 的形成发生异常所引起，此类蛋白对细胞附着影响重大[52-53]。许多影响釉质发育的遗传因素都会导致釉质发育不良。如由于层粘连蛋白 5 异常所导致的交界型大疱性表皮松解症（JEB）常表现为釉质薄弱和（或）点窝状改变。层粘连蛋白 5 是表皮 - 真皮交界层的重要组成部分，所以皮肤脆性增加是 JEB 的标志性临床表现。由于皮肤脆性增加，对 JEB 患者进行口腔护理充满了挑战。

其他遗传性疾病如毛发 - 牙齿 - 骨骼综合征（TDO-OMIM #190320）则是由于转录因子 *DLX3* 发生突变所引起，表现为釉质薄弱和（或）呈点窝状改变。该病患者大多出生时表现为头发卷曲（其中半数患者生长至童年期后这一特征会消失）及童年时期颅骨和全身骨骼密度升高的影像学改变[54]。虽然几乎所有患者都存在相同的 DLX3 基因突变，但个体之间的表型差异较为显著。该疾病患者的共同表现有牛牙样牙、髓腔增大及牙本质变薄等，这些特征性改变有利于同 AI 诊断相鉴别。釉质牙本质薄弱及髓腔增大使得牙髓暴露，细菌侵入的可能性变大，易引起牙髓坏死及脓肿形成。树脂覆盖或冠保护有助于防止牙髓暴露，该方法对表现严重的患者发育中的乳恒牙列均存在较大帮助。

多种外胚叶发育不全类疾病都伴有显著的釉质发育不全，如 Goltz 综合征（又称灶性皮肤发育不良：OMIM #305600）与先天性缺指（趾）- 外胚叶发育不全 - 唇 / 腭裂综合征（OMIM #604292）等。多种综合征都会表现出釉质发育不全，但釉质缺陷的严重程度存在较大差异，很多患者还可表现出先天缺牙和面裂等。因此对于这些疾病的治疗根据釉质缺陷的性质［如釉质发育不良型和（或）釉质矿化不良型］及相关口腔和全身表现而各不相同。

遗传性釉质发育不全患者的治疗

许多存在釉质发育不全临床表现的患者，无论其是患有 AI 或其他综合征类疾病，都会遇到类似的临床问题，如美观、牙齿敏感、磨损、患龋风险性增加及牙结石沉积等[55-56]。对釉质发育不全的治疗应充分考虑其他口腔和全身相关症状及某些特殊的治疗需求。疾病不同，釉质发育不全的严重程度及所存在的相关问题也各有差异。例如，釉质矿化不良型和釉质成熟不全型 AI 的症状及体征较之于釉质发育不良型更加严重。口腔治疗的目标是降低牙敏感，改善美观，恢复咀嚼功能及防止牙齿折断、龋坏、磨损和酸蚀等。早诊断、早预防对有效保存牙列至关重要。临床医生还应意识到 AI 患儿普遍存在心理障碍，同时缺乏自我认同感，尤其是病情严重，由于美观及牙齿敏感性问题严重影响生活质量的患者[57-58]。因此，若存在 AI 或者伴有釉质发育不全的全身系统性遗传病（如大疱性表皮松解症等）的家族史，应尽早在乳 / 恒牙萌出时对儿童进行口腔检查[59]，还应尽早咨询儿童口腔科、儿科及遗传病学的专家以做出准确诊断和遗传学检测。

临床认为对釉质发育不全患者的治疗应在特定年龄段开展。1~6 岁为乳牙列期或称初始期，6~12 岁为年轻恒牙列期或称过渡期，青少年、成人为恒牙列期。对儿童、青少年的治疗较为复杂，通常需要多学科协作，常需要口腔全科医生、儿童口腔科医生及正畸科医生的通力配合。患儿成年后修复科医生还应加入这个团队以解决复杂的牙齿修复问题。患牙保存是釉质发育不全治疗的中心思想，其治疗目标是预防龋病、保护牙龈健康，以及用最小的侵入性治疗来修复牙齿。保存牙槽骨的健康与保存牙列同等重要，可为后续种植、修复治疗提供良好的骨支持。

◆ 预防保健

对于所有釉质发育不全患儿所开展的充填、修复及正畸治疗都应基于良好的预防维护。一旦确诊就应当立即对患儿进行口腔卫生指导、饮食指导、局部氟治疗及定期口腔检查。预防保健对于釉质发育不全患儿，特别是 AI 患儿至关重要。这些患儿的牙面粗糙且一直延伸至龈下，口腔卫生习惯欠佳将增加龋病和牙周病的患病风险。此外，许多患儿，特别是釉质矿化不良型和釉质成熟不全型 AI 的患儿，由于其釉质表面、唾液及菌斑中微生物群落的改变使得结石沉积更为常见[60]。牙结石表面进一步附着菌斑，以及结石的机械刺激会引起牙龈增生进而影响美观[61]。因牙齿敏感性增高，AI 患儿常难进行口腔清洁，此时，应当指导患儿与其家长实施正确的刷牙方法并学会使用牙线；还应要求无法彻底开展口腔清洁的患儿接受专业的刮治和洁治[55]。含有抗菌成分的漱口水或凝胶（如氯己定），可以帮助患者——特别是那些青少年患者，在修复治疗前后及牙周手术后维护牙龈组织健康[60]。

用于预防 AI 或其他釉质发育不全患儿发生龋坏的制剂包括中性氟化钠凝胶及氟保护漆，这些药物每月可使用 3~6 次，应由临床医生操作使用[62]。6 岁以上且能够完成含漱动作的儿童可使用日常性氟化钠漱口水。富含钙磷的产品如酪蛋白磷酸肽无定形钙磷糊剂(CPP-ACP) 因可促进再矿化而被推荐使用[63-65]。然而迄今为止，并无任何临床对照试验表明 CPP-ACP 对 AI 或其他疾病（如磨牙 – 切牙矿化不全）所导致的釉质矿化不良有效。

◆ 前牙修复治疗

Cochrane 近期发表的一篇综述指出由于缺乏临床随机对照研究的支持，目前并不清楚何种修复方式对治疗 AI 最为有效[66]，但许多系列病例和散发病例的相关报道为患有 AI 的儿童、青少年和成人治疗提供了有益的信息。

AI 患者往往需要修复前牙以改善美观并预防龋坏及牙齿磨损[56]。对于年龄较小的釉质发育不良型 AI 患者，如果釉质的量足够，可酸蚀后直接树脂修复。然而 X 染色体连锁遗传的 AI 患者，尤其是男性，其釉质的量往往并不理想；轻度釉质发育不良型 AI 患者则存在牙面无法彻底酸蚀的情况，这两类患者树脂修复的成功率均不高。因此在进行树脂修复时，需要考虑增加机械固位及使用牙本质黏结树脂[67]。

AI 或其他釉质缺陷患者在进行前牙复合树脂修复时，树脂材料应覆盖整个牙冠以取得最大固位力，在保护牙齿的同时改善美观。对于深覆𬌗患者，树脂修复应只限于颊侧。釉质颜色异常通常发生于釉质矿化不良型和釉质成熟不全型 AI，对于该类患者，可使用含有 18% 盐酸的糊剂及砂石进行微打磨[68-69]。待釉质表面异常颜色磨除后再用复合树脂进行修复，复合树脂中所含的不透明填料起到了遮色层的作用，既可保护牙面又能避免出现颜色再次改变。若在恒牙未完全萌出时进行树脂修复，则在牙齿完全萌出后应对前次修复进行完善，即在原有修复体和牙齿新的龈边缘之间增加树脂覆盖。为提高树脂同矿化不良的釉质之间的黏结效果，可先用 5% 的次氯酸盐溶液对牙面进行预处理以去除过量的蛋白质从而提高黏结强度[70-71]。机械预备后漂白 60s 可有效改善牙齿颜色从而避免了使用不透明的树脂修复材料。对于釉质量恰好适宜进行树脂修复的 AI 患者，可用牙本质黏结剂或玻璃离子水门汀作为牙本质黏结基底，再在此基础上进行复合树脂修复（"三明治技术"）[72]。

若 AI 或其他釉质发育不全累及乳前牙，同样可以采用直接或间接法制作复合树脂贴面或全冠进行修复[73]。对直接树脂黏结固位力不理想的病例，还可利用金属预成冠进行修复，金属预成冠的颊侧可覆盖复合树脂或直接使用含有预成的树脂面的金属预成冠[74]。

还可用美观效果较好的氧化锆全瓷冠修复乳前牙。目前已有商品化乳牙全瓷冠，且上下颌前牙均有型号可供选择。

在混合牙列早期，龈缘高度持续发生变化且此期髓室较大，所以对年轻恒切牙而言，树脂修复前通常会尽可能减少釉质的磨除量，在改善美观的同时预防牙齿敏感。随着牙齿的萌出，可在原有树脂与龈缘之间增加新树脂。在恒牙列早期，一旦龈缘高度趋于稳定（12~18岁），在釉质量足够满足黏结条件的前提下可考虑使用全瓷贴面来更好地改善美观[75]。待患者成年，颌面部发育、咬合及龈缘高度都稳定后，还可用全瓷冠或其他个性化全冠来修复牙体组织以获得更好的美观效果[76]。

◆ 后牙修复治疗

对于病情较轻的 AI 或其他类型的釉质发育不全，后牙较小的龋损可通过传统的保守充填进行修复，如使用银汞合金和复合树脂材料对乳恒牙列进行修复。但当存在釉质矿化不良时，脆弱的牙体结构较易折裂，使得修复体边缘产生微渗漏导致继发龋，甚至影响牙髓[56]。在修复体和牙面之间使用黏结材料可预防牙体结构折裂的发生，这些黏结材料包括树脂增强型玻璃离子水门汀和聚羧酸增强型复合树脂，黏结材料的使用可显著提高修复成功率。但目前为止，尚缺乏比较使用黏结材料和不使用黏结材料来修复釉质发育不全患牙的临床研究结果。对于矿化不良或结构异常的釉质，使用该类黏结材料的治疗效果较之于银汞合金等直接充填式非黏结材料更为适宜[56]。

釉质矿化不良和釉质成熟不全型 AI 通常存在釉质矿化的缺陷，当后牙承受较大咬合力时釉质易折裂。因此一旦磨牙完全萌出就应立即对其进行全冠保护，这既可以降低牙齿敏感性还有助于维持牙位间隙和颌间高度[56]。不锈钢冠特别适用于年轻恒牙的全冠修复，既能最大限度地保留牙体组织又具有较高的治疗成功率。

对于釉质发育不全所累及的乳恒牙而言，不锈钢冠是一种非常耐用的修复方式[77]（图6.5）。如果牙齿完整，仅需要去除极少的牙体组织，打开牙齿的近远中邻接，不用或少量降低咬合高度就可以防止髓室较大的牙齿出现牙髓暴露[78-79]；也可在戴冠之前先使用数日正畸分牙橡皮圈来打开邻接，之后仅磨除龋坏组织和无基釉[66]。

如果双侧磨牙均须行不锈钢冠修复，为了防止咬合不适可分次进行治疗。先对一侧磨牙进行修复。多数病例显示，冠修复完成后切端高度会即刻增加2~3mm，但6周之后，儿童和青少年的咬合高度会恢复正常。因此应在一侧修复6周之后再对另一侧磨牙进行修复。

在口外间接完成的更具美观性的后牙复合树脂冠[80]也可用于修复釉质发育不全和釉质矿化不良型 AI 患牙，但此类冠的强度不如不锈钢冠且更易发生折裂。氧化锆全瓷冠修复是一种美观性

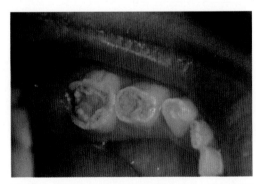

图6.5 交界性大疱性表皮松解症患儿，乳牙存在广泛性釉质发育不全

较高的乳/恒磨牙修复方式[81]。然而同不锈钢冠相比，上述这些美观修复效果较为理想的冠价格更为昂贵且需要牺牲更多牙体组织。

除恒牙全冠修复，预成金属铬嵌体也是一种可以保护𬌗面的修复方式。为避免𬌗面降低，在恒磨牙完全萌出前应制作高出𬌗面的嵌体[82]。复合树脂高嵌体修复采用的是间接修复技术，同样适用于 AI 患牙[83]，但此种修复体的使用寿命目前并不清楚。对于严重的、已经发生牙齿折裂或牙体缺损的 AI 患牙，可先用玻璃离子水门汀进行暂时修复，直到牙齿完全萌出后再进行不锈钢全冠修复。由于玻璃离子水门汀能够实现牙本质黏结且具有释氟特性，加之操作相对简单，非常适用于 AI 患牙[72]。

◆ 釉质发育不全患牙的正畸治疗

AI 患儿常需要通过正畸治疗来纠正常见的错𬌗畸形及好发于 AI 的前牙开𬌗、牙齿迟萌和不萌等。此外，AI 患者因釉质薄弱而导致的牙齿邻间隙增大也可通过正畸方法进行治疗。严重的青少年骨性开𬌗患者则需通过正颌手术配合正畸治疗的方法使颌面部形态恢复正常[47,60]。

对儿童和青少年 AI 患者进行正畸治疗时，治疗中的加力及治疗结束时拆除固定矫治器的力量均可导致薄弱釉质的碎裂使患牙折断[84]。反复黏结可使正畸治疗周期延长。虽然牙面酸蚀后通过树脂黏结固定托槽的方式对大多数 AI 患者适用，但要想在釉质缺失或薄弱的患牙上取得较强黏结力仍然比较困难[67]。玻璃离子水门汀能够实现牙本质黏结，且具有释氟特性防止釉质脱矿，因此与复合树脂相比更适用于釉质缺失的患牙[62]。

塑料托槽可作为金属托槽的替代品用于 AI 患者的正畸治疗，因为利用手动器械即可相对容易地将其从牙面去除，降低了牙齿破坏发生的概率。如果牙面无法黏结托槽，可考虑使用传统的带环型正畸装置。此外，如果牙冠高度不足以黏结托槽也可对患牙进行带颊面管或托槽的不锈钢全冠修复[84]。

磨牙-切牙矿化不全

磨牙-切牙矿化不全（molar-incisor hypomineralization，MIH）是一种发育性异常，通常累及第一恒磨牙和切牙。该疾病曾被命名为"乳酪状磨牙"和"特发性釉质矿化不良"[85]。2000 年[86]，"磨牙-切牙矿化不全"这一名称才被专业人士所认可。MIH 不同病例之间甚至同一患者的不同牙齿之间，其临床表现均存在差异，从小面积边界清楚的颜色异常到累及整个牙冠的广泛性矿化不良均可见。患牙釉质厚度正常，但矿化程度降低，蛋白质和水分含量增高。釉质颜色的改变即是由于釉质矿化程度降低且蛋白质和水分含量增高的外在表现[87]。颜色改变程度从白垩色斑块到黄色、棕色乳脂状不定。釉质受累程度越重（即矿化程度越低），在功能状态下牙齿出现折裂和敏感的概率就越大（图 6.6）。患者牙齿敏感程度各异，但多较为明显。牙齿的高度敏感加之磨牙麻醉困难给 MIH 治疗带来挑战[88]。

人群研究结果提示，MIH 的发病率为 3%~40%，是一种较为常见的釉质发育不全，其临床诊疗较为困难[89]。MIH 累及的第一恒磨牙患龋率及敏感程度均较高。乳牙列釉质矿化不良会增加恒牙患 MIH 的可能[90]。此外，MIH 的发生与大量环境因素和儿童时期所患疾病有

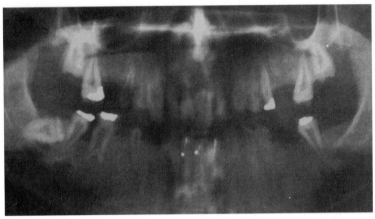

图 6.6　毛发－牙齿－骨综合征患者的全口曲面断层片，可见牛牙样牙，釉质薄弱，牙齿阻生及累及牙髓的牙体组织损坏

关，尤其是这些外界因素对机体的影响发生于一岁以内[91]。大量关于 MIH 的家系及遗传位点研究均表明该病病因复杂，既受外界环境因素影响，又具有遗传易感性[92]。

◆ MIH 的治疗

　　基于病情的严重程度、病变范围及釉质发育不良的分布，MIH 的治疗方法众多。如前所述，AI 及其他具有釉质发育不全表现的综合征的治疗目标是防止患牙发生龋坏，预防或减少釉质损伤，在釉质缺损处恢复形态及功能，若累及切牙则同时改善美观[85,93]。序列治疗应包括预防性治疗和根据病情轻重程度而开展的 MIH 患牙的修复治疗。预防措施包括应用氟化物和封闭材料。修复治疗根据病损范围、隔湿能力、牙齿敏感程度及患者年龄可选择玻璃离子、树脂、全冠等修复方式。对于病情严重的患牙，在综合考虑咬合问题及后续生长发育后（如是否存在第二或第三磨牙），拔除患牙可能是最适宜的选择。对于只是颜色改变或仅有少量釉质缺损的磨牙，使用封闭剂或树脂修复最为适宜。用次氯

酸钠（NaOCl）进行脱蛋白处理可使釉质颜色恢复正常，同时由于去除了多余的蛋白成分使得树脂能够更好地渗透进经酸蚀的釉质，因此，NaOCl 处理后的牙面更有利于树脂黏结。用 5 % NaOCl 作用于釉质表面 60s，清洗后进行常规酸蚀和树脂黏结。利用该方法治疗釉质蛋白成分增多的 AI（釉质矿化不良型和釉质成熟不全型）十分有效。发生 MIH 的磨牙若牙体缺损较多伴牙齿敏感度增高，则在治疗初始即建议使用玻璃离子修复。玻璃离子修复不需要湿黏结同时还可有效降低牙齿敏感度。该方法可以保存患者磨牙直至可以进行更加永久有效的治疗。此外，应依据病损位置、范围及釉质缺损程度选择不同的治疗方式以解决前牙美观问题（表 6.4）。治疗方法从漂白到树脂修复再到贴面各不相同。并无必要对 MIH 患者的受累切牙进行全冠保护，因为切牙釉质缺损往往不及磨牙且敏感程度较低。

结　论

　　引起釉质发育不全的病因众多，临床医生须通过患者所提供的多种同环

表6.4　磨牙－切牙矿化不全的治疗

	轻度	中度	重度
磨牙	脱敏牙膏	氟保护漆	玻璃离子全冠修复
	氟保护漆	窝沟封闭	树脂临时冠修复
	窝沟封闭	玻璃离子/树脂修复	金属预成冠修复 拔除
切牙	不治疗	漂白/封闭	漂白/封闭
	树脂渗透	树脂渗透 微打磨 树脂修复	树脂渗透 微打磨 树脂修复 贴面

境、遗传因素相关的信息做出诊断。了解釉质发育不全的本质（发育不良或矿化不良）可帮助临床医生选择合适的治疗方法与材料以取得满意疗效。大量研究表明分子水平异常与该疾病相关，这一发现将有助于临床医生利用更加客观的检测手段做出特异性诊断。此外，环境因素对釉质形成的影响也逐渐被揭示，未来技术与材料的革新可提供更多的方法来防治釉质发育不全。

参考文献

[1] Nanci A. Enamel: composition, formation, and structure//Nanci AE. Ten Cate's oral histology development, structure, and function. St Louis: Mosby, 2008.

[2] Papagerakis P, Lin HK, Lee KY, et al. Premature stop codon in MMP20 causing amelogenesis imperfecta. J Dent Res, 2008, 87:56–59.

[3] Lu Y, Papagerakis P, Yamakoshi Y, et al. Functions of KLK4 and MMP-20 in dental enamel formation. Biol Chem, 2008, 389:695–700.

[4] Tsuchiya M, Sharma R, Tye CE, et al. Transforming growth factor-betal expression is up-regulated in maturation-stage enamel organ and may induce ameloblast apoptosis. Eur J Oral Sci, 2009, 117:105–112.

[5] Freiman A, Borsuk D, Barankin B, et al. Dental manifestations of dermatologic conditions. J Am Acad Dermatol, 2009, 60:289–298.

[6] Bäckman B, Holm AK. Amelogenesis imperfecta: prevalence and incidence in a northern Swedish county. Community Dent Oral Epidemiol, 1986, 14:43–47.

[7] Witkop C. Amelogenesis imperfecta, dentinogenesis imperfecta and dentin dysplasia revisited: problems in classification. J Oral Pathol, 1988, 17:547–553.

[8] Rajpar M, Harley K, Laing C, et al. Mutation of the gene encoding the enamel-specific protein, enamelin, causes autosomal-dominant amelogenesis imperfecta. Hum Mol Genet, 2001, 10:1673–1677.

[9] Kida M, Ariga T, Shirakawa T, et al. Autosomal-dominant hypoplastic form of amelogenesis imperfecta caused by an enamelin gene mutation at the exon-intron boundary. J Dent Res, 2002, 81:738–742.

[10] Kim J, Seymen F, Lin B, et al. ENAM mutations in autosomal-dominant amelo-

genesis imperfecta. J Dent Res, 2005, 84:278–282.

[11] Mardh C, Backman B, Holmgren G, et al. A nonsense mutation in the enamelin gene causes local hypoplastic autosomal dominant amelogenesis imperfecta (AIH2). Hum Mol Genet, 2002, 11:1069–1074.

[12] Hart T, Hart P, Gorry M, et al. Novel ENAM mutation responsible for autosomal recessive amelogenesis imperfecta and localised enamel defects. J Med Genet, 2003, 40:900–906.

[13] Ozdemir D, Hart P, Firatli E, et al. Phenotype of ENAM mutations is dosage-dependent. J Dent Res, 2005, 84:1036–1041.

[14] Ozdemir D, Hart P, Ryu O, et al. MMP20 active-site mutation in hypomaturation amelogenesis imperfecta. J Dent Res, 2005, 84:1031–1035.

[15] Lagerstrom-Fermer M, Nilsson M, Backman B, et al. Amelogenin signal peptide mutation: correlation between mutations in the amelogenin gene (AMGX) and manifestations of X-linked amelogenesis imperrecta. Genomics, 1995, 26:159–162.

[16] Sekiguchi H, Tanakamaru H, Minaguchi K, et al. A case of amelogenesis imperfecta of the deciduous and all permanent teeth. Bull Tokyo Dent Coll, 2001, 42:45–50.

[17] Kim J-W, Simmer JP, Hu YY, et al. Amelogenin p. M IT and p. W4S mutations underlying hypoplastic X-linked amelogenesis imperfecta. J Dent Res, 2004, 83:378–383.

[18] Lench N, Winter G. Characterisation of molecular defects in X-linked amelogenesis imperfecta (AIH1). Hum Mutat, 1995, 5:251–259.

[19] Kindelan SA, Brook AH, Gangemi L, et al. Detection of a novel mutation in X-linked amelogenesis imperfecta. J Dent Res, 2000, 79:1978–1982.

[20] Greene SR, Yuan ZA, Wright JT, et al. A new frameshift mutation encoding a truncated amelogenin leads to X-linked amelogenesis imperfecta. Arch Oral Biol, 2002, 47:211–217.

[21] Kida M, Sakiyama Y, Matsuda A, et al. A novel missense mutation (p. P52R) in amelogenin gene causing X-linked amelogenesis imperfecta. J Dent Res, 2007, 86:69–72.

[22] Lagerstrom M, Dahl N, Nakahori Y, et al. A deletion in the amelogenin gene (AMG) causes X-linked amelogenesis imperfecta (AIH 1). Genomics, 1991, 10:971–975.

[23] Collier PM, Sauk JJ, Rosenbloom SJ, et al. An amelogenin gene defect associated with human X-linked amelogenesis imperfecta. Arch Oral Biol, 1997, 42:235–242.

[24] E1-Sayed W, Parry DA, Shore RC, et al. Mutations in the beta propeller WDR72 cause autosomal-recessive hypomaturation amelogenesis imperfecta. Am J Hum Genet, 2009, 85:699–705.

[25] Wright JT, Torain M, Long K, et al. Amelogenesis imperrecta: genotype-phenotype studies in 71 families. Cells Tissues Organs, 2011, 194:279–283.

[26] Kuechler A, Hentschel J, Kurth I, et al. A novel homozygous WDR72 mutation in two siblings with mmelogenesis imperfecta and mild short stature. Molecular Syndromol, 2012, 3: 223–229.

[27] Hart PS, Hart TC, Michalec MD, et al. Mutation in kallikrein 4 causes autosomal recessive hypomaturation amelogenesis imperfecta. J Med Genet, 2004, 41:545–

549.

[28] Wright JT, Frazier-Bowers S, Simmons D, et al. Phenotypic variation in FAM83H-associated amelogenesis imperfecta. J Dent Res, 2009, 88:356–360.

[29] Hart PS, Becerik S, Cogulu D, et al. Novel FAM83H mutations in Turkish families with autosomal dominant hypocalcified amelogenesis imperfecta. Clin Genet, 2009, 75:401–404.

[30] Lee SK, Hu JC, Bartlett JD, et al. Mutational spectrum of FAM83H: the C-terminal portion is required for tooth enamel calcification. Hum Mutat, 2008, 29:E95–9.

[31] Chan HC, Estrella NMRP, Milkovich RN, et al. Target gene analyses of 39 amelogenesis imperfecta kindreds. Eur J Oral Sci, 2011, 119 Suppl 1:311–323.

[32] Simmer SG, Estrella NMRP, Milkovich RN, et al. Autosomal dominant amelogenesis imperfecta associated with ENAM rame-shift mutation p. Asn36Ilefs56. Clin Genet, 2013, 83:195–197.

[33] Wright JT, Hart TC, Hart PS, et al. Human and mouse enamel phenotypes resulting from mutation or altered expression of AMEL, ENAM, MMP20 and KLK4. Cells Tissues Organs, 2009, 189:224–229.

[34] Stephanopoulos G, Garefalaki M-E, Lyroudia K. Genes and related proteins involved in amelogenesis imperfecta. J Dent Res, 2005, 84:1117–1126.

[35] Wright J, Hart P, Aldred M, et al. Relationship of phenotype and genotype in X-linked amelogenesis imperfecta. Connect Tissue Res, 2003, 44:72–78.

[36] Witkop CJ. Partial expression of sex-linked recessive amelogenesis imperfecta in females compatible with the Lyon hypothesis. Oral Surg Oral Med Oral Pathol, 1967, 23:174.

[37] Sekiguchi H, Minaguchi K, Machida Y, et al. PCR detection of the human amelogenin gene and its application to the diagnosis of amelogenesis imperfecta. Bull Tokyo Dent Coll, 1998, 39: 275–285.

[38] Hart PS, Aldred M J, Crawford PJM, et al. Amelogenesis imperfecta phenotype-genotype correlations with two amelogenin gene mutations. Arch Oral Biol, 2002, 47:261–265.

[39] Aldred MJ, Crawford PJ, Roberts E, et al. Identification of a nonsense mutation in the amelogenin gene (AMELX) in a family with X-linked amelogenesis imperfecta (AIH1). Hum Genet, 1992, 90:413–416.

[40] Lench NJ, Brook AH, Winter GB. SSCP detection of a nonsense mutation in exon 5 of the amelogenin gene (AMGX) causing X-linked amelogenesis imperfecta (AIH1). Hum Mol Genet, 1994, 3:827–828.

[41] Wright JT, Daly B, Simmons D, et al. Human enamel phenotype associated with amelogenesis imperfecta and a kallikrein-4 (g.2142G>A) proteinase mutation. Eur J Oral Sci, 2006, 114(Suppl 1):13-17, discussion:39–41,379.

[42] Gasse B, Karayigit E, Mathieu E, et al. Homozygous and compound heterozygous MMP20 mutations in amelogenesis imperfecta. J Dent Res, 2013, 92:598–603.

[43] Kim J, Simmer J, Hart T, et al. MMPi20 mutation in autosomal recessive pigmented hypomaturation amelogenesis imperfecta. J Med Genet, 2005, 42:271–275.

[44] Gadhia K, Mcdonald S, Arkutu N, et al. Amelogenesis imperfecta: an introduction.

Br Dent J, 2012, 212:377–379.

[45] Wright JT. The molecular etiologies and associated phenotypes of amelogenesis imperfecta. Am J Med Genet, 2006, 140A: 2547–2555.

[46] Collins MA, Mauriello SM. Tyndall DA, et al. Dental anomalies associated with amelogenesis imperfecta: a radiographic assessment. Oral Surg Oral Med Oral Pathol Oral Radiol Endod, 1999, 88:358–364.

[47] Hoppenreijs TJM, Voorsmit RACA, Frei-hofer HPM. Open bite deformity in amelogenesis imperfecta part 1: an analysis of contributory factors and implications for treatment. J Cranio-Maxillofac Surg, 1998, 26:260–266.

[48] Persson M, Sundell S. Facial morphology and open bite deformity in amelogenesis imperfecta: a roentgenocephalometric study. Acta Odontol Scand, 1982, 40:135–144.

[49] Lykogeorgos T, Duncan K, Crawford PJM, et al. Unusual manifestations in X-linked amelogenesis imperfecta. Int J Paediatr Dent, 2003, 13:356–361.

[50] Seow WK. Dental development in amelo-genesis imperfecta: a controlled study. Pediatr Dent, 1995, 17:26–30.

[51] Winter GB. Amelogenesis imperfecta with enamel opacities and taurodontism: an alternative diagnosis for 'idiopathic dental fluorosis'. Br Dent J, 1996, 181:167–172.

[52] Aberdam D, Aguzzi A, Baudoin C, et al. Developmental expression of nicein adhesion protein (laminin-5) subunits suggests multiple morphogenic roles. Cell Adhes Commun, 1994, 2:115–129.

[53] Wright JT, Fine J-D, Johnson LB. Developmental defects of enamel in humans with hereditary epider-molysis bullosa. Arch Oral Biol, 1993, 38: 945–955.

[54] Wright JT, Kula K, Hall K, et al. Analysis of the tricho-dento-osseous syndrome genotype and phenotype. Am J Med Genet, 1997, 72: 197–204.

[55] Markovic D, Petrovic B, Peric T. et al. Cas series: clinical findings and oral reha-bilitation of patients with amelogenesis imperfecta. Eur Arch Paediatr Dent, 2010, 11:201–208.

[56] Seow WK. Clinical diagnosis and mana-gement strategies of amelogenesis imperfecta variants. Pediatr Dent, 1993, 15:384–393.

[57] Coffield KD, Phillips C, Brady M. et al. The psychosocial impact of developmental dental defects in people with hereditary amelogenesis imperfecta. J Am Dent Assoc, 2005,136:620–630.

[58] Hashem A, Kelly A, O'Connell B, et al. Impact of moderate and severe hypodontia and amelo-genesis imperfecta on quality of life and self-esteem of adult patients. J Dent, 2013, 41:689.

[59] Seow WK. Developmental defects of enamel and dentine: challenges for basic science research and clinical management. Aust Dent J, 2014, 59(i Suppl):1–12.

[60] Wright J, Waite P, Mueninghoff L, et al. The multidisciplinary approach managing enamel defects. J Am Dent Assoc, 1991, 122:62–65.

[61] Macedo GO, Tunes RS, Motta AC, et al. Amelogenesis imperfecta and unusual gingival hyperplasia. J Periodontol, 2005, 76:1563–1566.

[62] Sapir S, Shapira J. Clinical solutions for developmental defects of enamel and dentin in children. Pediatr Dent, 2007, 29:330–306.

[63] Cochrane NJ, Saranathan S, Cai F, et al. Enamel subsurface lesion remineralisation with casein phosphopeptide stabilised solutions of calcium, phosphate and fluoride. Caries Res, 2008, 42:88–97.

[64] Ranjitkar S, Rodriguez JM, Kaidonis JA, et al. The effect of casein phosphopeptide-amorphous calcium phosphate on erosive enamel and dentine wear by toothbrush abrasion. J Dent, 2009, 37:250–254.

[65] Yengopal V, Mickenautsch S. Caries preventive effect of casein phosphopeptide-amorphous calcium phosphate (CPP-ACP): a meta-analysis. Acta Odontol Scand, 2009, 67:321–332.

[66] Dashash M, Yeung CA, Jamous I, et al. Interventions for the restorative care of amelogenesis imperfecta in children and adolescents. Cochrane Database Syst Rev, 2013, 6:CD007157.

[67] Seow WK, Amaratunge A. The effects of acid-etching on enamel from different clinical variants of amelogenesis imperfecta: an SEM study. Pediatr Dent, 1998, 20:37–42.

[68] Nathwani NS, Kelleher M. Minimally destructive management of amelogenesis imperfecta and hypodontia with bleaching and bonding. Dent Update, 2010, 37:170–172, 175–176, 179.

[69] Price RB, Loney RW, Doyle MG, et al. An evaluation of a technique to remove stains from teeth using icroabrasion. J Am Dent Assoc, 2003, 134:1066–1071.

[70] Saroglu I, Aras S, Oztas D. Effect of deproteinization on composite bond strength in hypocalcified amelogenesis imperfecta. Oral Dis, 2006, 12:305–308.

[71] Venezie RD, Vadiakas G, Christensen JR, et al. Enamel pretreatment with sodium hypochlorite to enhance bonding in hypocalcified amelogenesis imperfecta: case report and SEM analysis. Pediatr Dent, 1994, 16:433–436.

[72] Mount GJ. Longevity in glass-ionomer restorations: review of a successful technique. Quintessence Int, 1997, 28:643–650.

[73] Vitkov L, Hannig M, Krautgartner WD. Restorative therapy of primary teeth severely affected by amelogenesis imperfecta. Quintessence Int, 2006, 37: 219–224.

[74] Shah PV, Lee JY, Wright JT. Clinical success and parental satisfaction with anterior preveneered primary stainless steel crowns. Pediatr Dent, 2004, 26:391–395.

[75] Yip HK, Smales RJ. Oral rehabilitation of young adults with amelogenesis imperfecta. Int J Prosthodont, 2003, 16:345–349.

[76] Williams WP, Becker LH. Amelogenesis impeffecta: functional and esthetic restoration of a severely compromised dentition. Quintessence Int, 2000, 31:397–403.

[77] Kindelan SA, Day P, Nichol R, et al. UK national clinical guidelines in paediatric dentistry: stainless steel preformed crowns for primary molars. Int J Paediatr Dent, 2008, 18:20–28.

[78] Seow WK. The application of tooth-separation in clinical pedodontics. J Dent Child, 1984, 51:428–430.

[79] Seow WK, Latham SC. The spectrum of dental manifestations in vitamin D-resistant rickets: implications for management.

Pediatr Dent, 1986, 8:245–250.

[80] Preissner S, Kostka E, Blunck U. A noninvasive treatment of amelogenesis imperfecta. Quintessence Int, 2013, 44:303–305.

[81] Siadat H, Alikhasi M, Mirfazaelian A. Rehabilitation of a patient with amelogenesis imperfecta using allceramic crowns: a clinical report. J Prosthet Dent, 2007, 98:85–88.

[82] Hunter L, Stone D. Supraoccluding cobaltchrome onlays in the management of amelogenesis imperfecta in children: a 2-year case report. Quintessence Int, 1997, 28:15–19.

[83] Ardu S, Duc O, Krejci I, et al. Amelogenesis imperfecta: a conservative and progressive adhesive treatment concept. Oper Dent, 2013, 38:235–241.

[84] Arkutu N, Gadhia K, Mcdonald S, et al. Amelogenesis imperfecta: the orthodontic perspective. Br Dent J, 2012, 212:485–489.

[85] Weerheijm KL, Groen HJ, Beentjes VE, et al. Prevalence of cheese molars in eleven-year-old Dutch children. ASDC J Dent Child, 2001, 68:259–262, 229.

[86] Weerheijm KL, Jalevik B, Alaluusua S. Molar-incisor hypomineralisation. Caries Res, 2001, 35:390–391.

[87] Fagrell T. Molar incisor hypomineralization.

Morphological and chemical aspects, onset and possible etiological factors. Swed Dent J Suppl, 2011, 5:11–83.

[88] William V, Messer LB, Burrow ME. Molar incisor hypomineralization: review and recommendations for clinical management. Pediatr Dent, 2006, 28:224–232.

[89] Jalevik B. Prevalence and diagnosis of Molar-Incisor-Hypomineralisation (MIH): a systematic review. Eur Arch Paediatr Dent, 2010, 11:59–64.

[90] Elfrink ME, ten Cate JM, Jaddoe VW, et al. Deciduous molar hypomineralization and molar incisor hypomineralization. J Dent Res, 2012, 91:551–555.

[91] Fagrell TG, Salmon P, Melin L, et al. Onset of molar incisor hypomineralization (MIH). Swed Dent J, 2013, 37:61–70.

[92] Kühnisch J, Thiering E, Heitmüller D, et al. Genome-wide association study (GWAS) for molar-incisor hypomineralization (MIH). Clin Oral Investig, 2014, 18:677–682.

[93] Lygidakis NA, Wong F, Jalevik B, et al. Best clinical practice guidance for clinicians dealing with children presenting with Molar-Incisor-Hypomineralisation (MIH): an EAPD policy document. Eur Arch Paediatr Dent, 2010, 11:75–81.

牙本质发育异常

第七章

Hani Nazzal, Monty S. Duggal

摘 要

儿童牙本质发育异常的诊治较为困难。正确的临床诊断来源于对家族史、临床症状及影像学表现的详细评估。因此，本章节旨在描述导致牙本质发育异常的各种因素，重点强调制订整体治疗计划的重要性，该治疗计划包括通过序列治疗实现近、远期牙列功能恢复和美观的治疗目标。

引 言

牙本质是牙齿中的矿化组织，含有 70% 的矿物质（羟基磷灰石）、20% 的有机基质和 10% 的水分（成熟牙本质）[1]。牙本质包绕在牙神经周围起保护作用，同时发挥支持釉质和牙骨质的功能。

牙本质的形成来源于外胚间充质的成牙本质细胞。这种柱状细胞呈栅栏状在牙髓表面将牙髓与牙本质分离，细胞突触能够部分伸入甚至完全穿通牙本质。成牙本质细胞与牙本质的生成和维持有关，还与牙髓传入神经相互联系。成牙本质细胞为牙齿提供了抵御外界伤害的生物学屏障，并能够对龋病、牙折等不良刺激产生应答形成修复性牙本质或第三期牙本质。

牙本质发育异常可由遗传因素或环境因素引起。不同表型所具有的临床特征各不相同，给临床医生对疾病做出正确诊断并选取合适治疗方法带来了极大挑战。牙本质发育异常通常可分为以下几类：

1. 非综合征型牙本质发育异常，遗传性疾病，如牙本质发育不全和牙本质发育不良。

2. 导致牙本质发育异常的综合征。

（1）具有牙本质发育不全表现的成骨不全综合征（osteogenesis imperfecta，OI）。

（2）Ehlers-Danlos 综合征。

（3）Goldblatt 综合征。

（4）Schimke 免疫 – 骨发育不良综合征。

H. Nazzal & M.S.Duggal
英国利兹大学儿童口腔科，英国利兹
e-mail: h.abudiak@leeds.ac.uk

（5）低磷酸盐血症型佝偻病，X
染色体连锁遗传型抗维生素 D 佝偻病。

非综合征型牙本质发育异常：牙本质发育不全和牙本质发育不良

◆ 定 义

牙本质发育不全（DGI）和牙本质
发育不良（DD）均表现为牙本质结构
及组成异常，是一种乳恒牙列均可受累
的遗传性疾病。除 I 型 DD 外，其余几
型均为常染色体显性遗传。有文献报道
DSPP 基因突变可引起上述疾病，但该
情况并不多见，因此大多情况下患者具
有家族遗传史。新生突变好发于编码 I
型胶原的基因，所以临床医生应当高度
怀疑具有显著 DGI 症状的散发病例可能
同时患有 OI。

◆ 流行病学

非综合征型 DGI 的发病率为
1/6000~1/8000，而 I 型 DD 的发病率为
1/100 000[2]。

◆ 疾病分型

最常用的对 DGI 和 DD 的临床分
型系统由 Shields 于 1973 年提出[3]，其
将 DGI 分为三型（DGI-I，DGI-II 和
DGI-III），将 DD 分为两型（DD-I，
DD-II）。该分型方法被广泛应用，但
并不包括该类疾病所有的临床症状和影
像学表现，事实上，疾病的部分临床表
现并不能被归类于任何一型。此外，该
分型方法并未考虑疾病的分子基础，目
前所知 DGI-II、DGI-III 和 DD-II 均是由

DSPP 基因突变引起。本章将讨论 DGI
OMIM 分类和 Shields 分类的差异，这一
差异的存在使得遗传性牙本质异常疾病
分型更显复杂。来自 Brandywine 独立分
型的 DGI-III 散发病例的临床和影像学
特征表现为球状牙冠，与 DGI-II 类
似，具有颈部缩窄的外形[4]；其髓腔增大，
但随时间推移而逐渐闭塞等特征。另一
例 DGI-III 病例表现出牙本质发育不良
特点[5]。DGI-III 与 DGI-II 临床表现差异
较小，治疗方法也基本类似。

虽然 DD-II、DGI-II 和 DGI-III 临床
表型存在差异，但同一家系的不同患病
个体临床表现的差异[6] 提示这些疾病为
同一种情况的变异[6]。

大多数现有的来自 OMIM 的分型
方法不再将伴有成骨不全的 DGI 作为
DGI 分型之一。因此，Shields 分型的
DGI-II 为现在的 DGI-I（MIM 125490），
Shields 分型的 DGI-III 为现在的 DGI-II
（MIM 125500），Shields 分型的 DD-I
和 DD-II 不变，分别为 DD-I（MIM
125400）和 DD-II（MIM 125420）。

虽然对 DGI 和 DD 的分型发生了改
变，但 Shields 分型仍是目前使用最为
广泛的方法，本章节亦采用 Shields 分
型系统。

◆ 临床表现[2-3,7]

牙本质发育不全（Shields I 型–OMIM 166200，166210）

此型 DGI 与各种综合征型成骨不
全相关（OI– 脆骨病）。该疾病通常是
由编码I型胶原的基因——*COL1A1* 和
COL1A2 中的一种发生突变而导致，而
OI 的发生与多种编码胶原和纤维形成的
相关基因发生突变有关。

临床表现

DGI-I临床表现各异，仅有约30%伴有OI的患者表现出DGI症状。这类患者乳恒牙均呈半透明琥珀色，与乳牙相比恒牙症状较轻。牙本质结构异常和矿化程度降低常会导致釉质折裂，使得下方软化的牙本质磨损严重。该现象被认为与釉质牙本质界微观结构变平滑有关。然而，一些研究对此持不同意见，认为釉质缺损继发于牙本质理化性质出现异常。

影像学表现

牙根短而窄，牙齿在萌出前或萌出后短时间内髓腔发生闭塞。并不是所有牙齿均有类似表现，患牙既可表现出髓腔完全闭塞也可见髓腔正常。有极少病例表现为牙髓腔增大而随后又出现闭塞。

牙本质发育不全 II 型（Shields II 型－OMIM #125490）（图 7.1）

该型是 DGI 中独立的非综合征型，由 *DSPP* 基因突变引起。该基因编码牙本质中大多数非胶原形成蛋白。

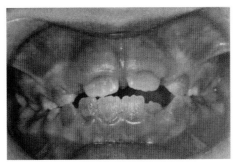

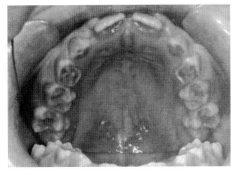
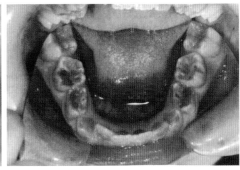

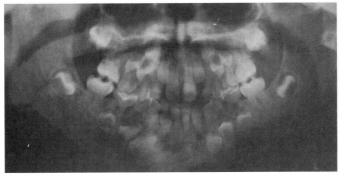

图 7.1 口内像与全口曲面断层片显示一牙本质发育不全 II 型患者，乳恒牙均呈琥珀色改变，牙面剥脱（釉质折裂伴牙本质磨损）。全口曲面断层片可见牙根窄小，伴有乳牙和第一恒磨牙牙髓腔闭锁

临床表现

该型患牙临床表现与 DGI-I 类似，但表现更为显著（较难发现正常牙齿）。同一家系的不同个体或同一个体的不同牙齿受累严重程度各有不同。此外，患牙牙冠顶部呈球形，牙颈部缩窄明显。临床牙冠小于正常牙齿。

影像学表现

同 DGI-I。

牙本质发育不全（Shields Ⅲ型）

此型也被称作 Brandywine 独立型，最早发现于美国马里兰州和华盛顿特区的 3 个支系人种。

临床表现

此型的临床表现各异，有时与 DGI-I 和 DGI-II 类似。

影像学表现

由于牙本质形成不足加之髓腔宽大，乳牙在影像学上常表现为空壳状。由于髓腔宽大，釉质折裂及牙本质过度磨损，患牙常出现牙髓多处暴露伴肿胀形成。

牙本质发育不良（Shields I 型 - OMIM）

临床表现

DD-I 患牙的牙冠形状、颜色通常表现正常。然而牙本质切片表现为疾病特有的层叠瀑布状改变，且牙根形态也呈不同程度异常。牙齿通常会异位萌出导致牙列不齐伴动度增大。患牙常在无龋或其他特异诱因的情况下出现根尖周脓肿。

影像学表现

牙根从冠方到根尖部均缩窄或表现为圆钝的短小牙根。乳恒牙列均在牙齿萌出前就发生髓腔闭锁。髓腔闭锁的程度在乳牙更加严重；恒牙牙髓腔常表现为部分闭锁（残余牙髓呈新月形与釉牙骨质界平行）。无龋患牙根尖周常可见大面积透射影（图 7.2）。

牙本质发育不良（Shields Ⅱ型 - OMIM 125420）

临床表现

乳牙列症状与 DGI-II 类似。恒牙列常无显著临床改变，或仅有轻微影像学或牙齿颜色改变。

影像学表现

恒牙髓腔呈漏斗状且常可见髓石。

◆ 分子病因学

牙本质的有机成分主要为 I 型胶原（85%）和非胶原形成蛋白。非胶原形

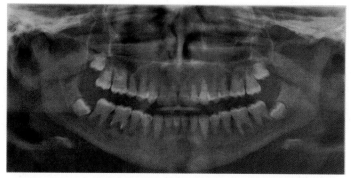

图 7.2　DD-I 患者所有牙齿的牙髓腔均闭锁，受累牙甚至包括尚未萌出的第三磨牙。牙根短小，右下第一磨牙可见根尖周病变

成蛋白主要为牙本质磷蛋白（50%）。许多基因都参与调控牙本质细胞外基质复合体的生成，细胞外基质在系列调控过程下完成矿化。

Ⅰ型胶原是 COL1A1 和 COL1A2 基因编码的产物，牙本质磷蛋白和牙本质涎蛋白（DSPP）是 DSPP 基因编码的产物。COL1A1 和 COL1A2 基因的百余种突变与成骨不全发生有关。然而仅有数量极其有限的胶原突变与牙本质发育不全相关。编码Ⅰ型胶原的基因或 DSPP 基因突变会改变蛋白之间的相互作用从而导致矿化异常和牙本质发育异常的表型。

综合征型牙本质发育异常

◆ 成骨不全综合征

成骨不全综合征（OI）通常是由编码Ⅰ型胶原的两种基因（COL1A1 和 COL1A2）中的一种发生突变而导致，疾病类型多样，可为常染色体显性遗传或常染色体隐性遗传。最常见的分类包括 4 种亚型[8]，但在 OMIM 数据库中可检索到十余种。不同个体和家系间的病情严重程度差异较大。OI 患者在 30 岁后通常会出现骨质脆弱、蓝色巩膜、耳聋和韧带松弛（关节动度过大）。病情严重时还可出现明显的骨骼畸形，表现为脊柱侧凸、脊椎压缩性骨折、身材矮小、额头宽大及其他相关表现。牙本质发育不全也是成骨不全综合征的临床表现之一。

许多重型 OI 患者通过静脉注射双磷酸盐来提高骨质密度以降低骨折风险。静脉注射双磷酸盐可引起骨坏死继而导致牙齿拔除，目前在 OI 患者中并无类似情况报道。

◆ Ehlers-Danlos 综合征

Ehlers-Danlos 综合征（EDS）是最为常见的遗传性结缔组织疾病，共分为 9 种亚型，其遗传方式常为常染色体显性遗传或常染色体隐性遗传。EDS 发病的分子机制为胶原合成、分泌或聚合过程出现异常，不同类型 EDS 发病的分子机制不同，故而临床表现也各有差异。EDS 主要表现为组织脆弱、皮肤延展性增加及关节动度过大。

Ⅰ型 EDS 患者常会发生下颌切牙的牙本质发育不全、牙根不发育或发育不良、牙根球形扩大及髓石[9]。此外，还有牙本质发育不良和髓腔闭锁等牙齿症状的报道[10]。

Ⅷ EDS（OMIM #130080）常表现为严重的早发型牙周炎，对于该情况应给予彻底的局部洁治和抗生素治疗。

◆ Goldblatt 综合征（OMIM #184260）

Goldblatt 综合征又被称作脊椎干骺端发育不良，临床表现为关节松弛、肢体中段骨骼长度变短及 DGI。受累乳牙常表现出 DGI 的典型特点，恒牙则通常无异常表现[11]。

◆ Schimke 型免疫 - 骨发育不良综合征（OMIM #242900）

Schimke 型免疫 - 骨发育不良综合征是一种常染色体隐性遗传疾病，由 SMARCAL1 基因突变引起。临床表现为迟发性脊椎骨骺发育不良、进展性肾病和伴有细胞免疫缺陷的淋巴细胞减少症[11]。患者牙齿可出现 DGI 特征，如牙本质颜色灰黄、牙冠呈球形改变且颈部缩窄明显、牙髓腔变小或闭锁[11]。

◆ 低磷酸盐血症型佝偻病、X染色体连锁遗传型抗维生素D佝偻病（OMIM #307800）

X染色体连锁遗传低磷酸盐血症型佝偻病是佝偻病的一种，临床表现为骨骼畸形、身材矮小和低磷酸盐血症。低磷酸盐血症是由于X染色体上的磷调节基因发生突变导致肾小球近曲小管处大量磷丢失。患者表现为肾脏对磷酸盐的重吸收减少，血清钙浓度正常而尿中钙浓度减少，血清维生素D[1, 25(OH)$_2$D$_3$或骨化三醇]浓度正常或降低，血清PTH浓度正常，血清碱性磷酸酶活性增强[7,12]。

在口腔内牙本质最常被累及。龋坏牙齿易发生牙槽脓肿，影像学表现为髓腔宽大、髓角高及球间牙本质发生组织病理学改变。牙齿磨损常导致过高的髓角暴露，进而发展为牙髓坏死和脓肿形成[7,13]。

牙本质发育异常的治疗

牙本质发育异常患者的临床诊断及具体治疗方案的制订都具有一定的挑战性。正确的临床诊断基于对家族史、临床症状及影像学表现的详细评估。由于牙本质发育异常具有遗传性，因此接受遗传咨询十分必要。治疗计划包括即刻治疗计划、短期治疗计划及长期治疗计划。患者长期治疗计划的制订需要多学科协作，从乳牙列或混合牙列早期即开始。

乳牙牙本质发育异常的患者年幼时即可出现临床症状，此时患儿父母往往希望能够通过即刻治疗改善牙齿形态并处理牙槽脓肿问题。然而，制订阶段性序列治疗计划非常重要，该治疗计划通过不同阶段的治疗实现近、中、远期牙列功能及美观问题的恢复。因此，需要对牙本质发育异常患儿的乳牙列、混合牙列甚至恒牙列给予多种干预措施。有时需要全身麻醉（general anaesthesia，GA）来配合完善的修复及颌面外科治疗。通常只对必须的和即刻治疗实施全身麻醉以尽可能减少患儿接受GA的次数。

口腔治疗，尤其是乳牙列期口腔治疗的目标如下：

1. 明确疾病诊断。

2. 做好口腔卫生的预防维护工作。

3. 患牙脱敏治疗及疼痛控制（必要时）。

4. 修复治疗（改善并维持患牙美观）。

5. 患儿接受口腔处理时开展必要的行为管理。

◆ 综合治疗

早期检测的必要性

牙齿结构异常（如DGI、DD和遗传性釉质发育不全）的早期检测至关重要。这些疾病通常与一些严重的全身系统性疾病相关，如成骨不全综合征、维生素D缺乏症等，所以对这些疾病进行早期检测非常必要。此外，这些疾病常会出现牙髓暴露、根尖周感染等问题，早期检测可有助于对相关症状的早期控制和预防。

应注意对有相似临床表现的疾病进行鉴别诊断，这些疾病有[2]：

1. 遗传性釉质发育不全因釉质异常可表现为釉质缺损和牙本质暴露（图7.3）。

2. 牙齿内源性变色，呈半透明琥珀色：

（1）先天性红细胞生成性卟啉症和Rh血型不相容所导致的溶血性贫血，牙齿表现为红褐色。

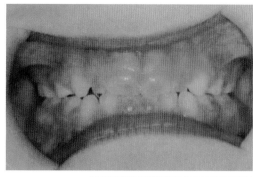
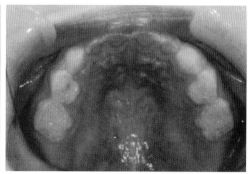
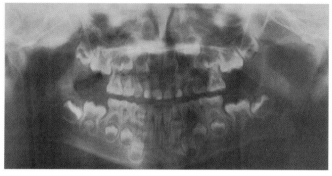

图 7.3 患者患有釉质矿化不良型牙本质发育不全，口内照显示上下乳前牙呈琥珀色改变。全口曲面断层片显示所有前牙釉质及牙本质的影像学密度无差异。后牙釉质的影像学密度降低提示患者可能存在釉质发育不全

（2）四环素牙，牙齿为黄色、灰色或褐色。

（3）先天性胆道闭锁（图 7.4）、急性肝脏衰竭和胆道发育不良引起的高胆红素血症，牙齿颜色呈绿色。

3. 同 DGI-Ⅲ 和 DD-I 引起的根尖周脓肿和牙根短小造成的牙齿脱落相类似的其他造成牙齿松动而导致牙早失的疾病有：

（1）低磷酸酯酶症。

（2）免疫缺陷，如重度先天性中性粒细胞减少症、周期性中性粒细胞减少症、Chediak-Higashi 综合征、中性粒细胞减少症、组织细胞增多症 X、Papillon-Lefevre 综合征及白细胞黏附缺陷综合征。

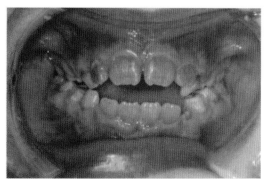
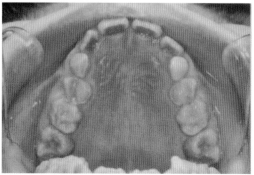

图 7.4 胆道闭锁患者，由于高胆红素血症，可见乳恒牙均呈绿色改变

病史评估

由于综合征型 DGI 患者临床表现同众多遗传性疾病相类似（如前所述），应当对患者系统性疾病史进行评估。例如，应当回顾 DGI 患者的疾病治疗史，确认是否存在很小创伤引起的骨折、关节过度伸展、身材矮小、耳聋和巩膜蓝染等，这有助于同成骨不全综合征相鉴别。该过程对无家族史的 DGI 散发病例诊断亦有帮助。

对患者系统性疾病史进行回顾对制订整体治疗方案裨益甚多，尤其是当患者患有 OI、低磷酸盐血症型佝偻病及 EDS 等疾病。例如，不同类型的 EDS 患者具有不同的临床表现，如皮肤脆弱、心脏结构缺陷、伤口愈合不良、关节动度大及血管硬脆等。因此与患者内科医生进行沟通可更加准确地确定疾病类型并在开展后续口腔治疗前评估疾病的可能风险。

OI 及低磷酸盐血症型佝偻病患者较易发生骨折，因此不能对这类患者进行身体束缚。此外，在全身麻醉下行相关治疗也应特别谨慎。

在过去的十年间，双磷酸盐在儿童和青少年 OI 治疗中被广泛使用，虽然其耐受性较好，但仍需考虑这类药物使用后出现双磷酸盐相关性颌骨坏死（BRONJ）的风险。BRONJ 的定义为无放疗史，曾经或正在接受双磷酸盐药物治疗的患者上颌骨／下颌骨出现骨质暴露并持续 8 周以上[14]。接受双磷酸盐治疗的患者在受到外伤、外科损伤甚至修复治疗后容易发生 BRONJ。BRONJ 常见于药物静脉注射后，口服双磷酸盐并不会发生。

迄今为止并无儿童和青少年发生 BRONJ 的报道，接受双磷酸盐治疗后再行外科手术的儿童也无 BRONJ 发病报道[14]，但临床医生在处理该类患者时仍应与其临床医生取得联系并进行沟通。目前，虽然并无明确的基于循证医学的关于儿童和青少年治疗的临床指南，但在临床工作中还是应当考虑如下几点[14]：

1. 儿童在接受双磷酸盐治疗前，应当先行如下处理：

（1）进行全面的口腔临床和影像学检查，清除口腔内所有的感染病灶。

（2）严格预防可能的龋坏，并减少外科干预的可能。

（3）避免择期手术，此类手术需推迟至双磷酸盐药物治疗结束后进行。

2. 在接受双磷酸盐药物治疗阶段，应当做到：

（1）尽量推迟外科手术治疗直至双磷酸盐药物静脉注射治疗结束。

（2）在外科治疗前后利用 0.12% 的葡萄糖酸洗必泰溶液漱口和局部消毒。

（3）外科治疗尽可能保守，在 3 周的愈合期过后再进行下一阶段的双磷酸盐静脉注射。

（4）缝合拔牙创与外科伤口。

（5）仅对 BRONJ 的高危儿童，如免疫功能缺陷儿童进行抗生素预防性使用。

（6）在术后一年内密切观察伤口情况。

遗传咨询

收集家族中所有患者病史并绘制完整谱系图。牙本质发育不全和牙本质发育不良为常染色体显性遗传，因此患者后代有 50% 的患病可能。在一些男性遗传疾病中也可见牙本质发育不全和牙本质发育不良，对于该类疾病不考虑 X 染色体连锁遗传疾病，如 X 染色体连锁遗传抗维生素 D 佝偻病（OMIM #307800）。疾病诊断通常建立在明确的临床表现的基础之上，当无法区分牙本质发育异常的具体类型或考虑患者可能存在相关综合征时，可通过遗传咨询协助诊断。

预 防

虽然该类患者龋坏并不常见（因为牙齿磨损速度快于龋齿形成速度），但积极进行龋病预防以避免增加口腔新问题至关重要。好发于 DGI-Ⅰ和 DGI-Ⅱ型患牙的釉质缺损容易导致牙本质暴露，使得患牙出现敏感症状并罹患龋坏。因此疾病治疗计划中应首先强调预防理念，包括利用软毛牙刷进行有效的口腔清洁，定期前往专科医院或在家中进行氟保护或使用氟化物，接受饮食指导、窝沟封闭及牙齿永久性修复等。英国卫生部（UK Department of Health）和英国社区牙科研究协会（British Association for the Study of Community Dentistry Toolkit）所制订的指南提出[15]，综合膳食分析和饮食指导对龋损和釉质缺损患者都很重要，包括尽可能减少可发酵的碳水化合物及酸性食物、饮料的摄入以将危害降至最低。

降低牙齿敏感

牙本质暴露的患者在进食冷热食物或饮料时会出现牙齿敏感，给修复治疗特别是黏结材料的使用带来困难。适宜的脱敏治疗方法有局部氟保护，特别是使用氟保护漆，如氟离子浓度为 22 600ppm 的多乐氟（Duraphat®，高露洁口腔保健）或含有磷酸三钙的氟保护漆（3M Espe）。

近来，含或不含氟的酪蛋白磷酸肽－无定形磷酸钙复合物（CPP-ACP—GC护牙素）被学者推荐用来治疗牙齿敏感。CPP-ACP 可产生过饱和钙磷离子并在釉质表面沉积。因此，CPP-ACP 糊剂特别是含氟的 CPP-ACP 糊剂可作为家庭使用的有效的钙磷离子生物型补充产品，用以帮助牙齿再矿化和脱敏。除此之外，其他供局部应用的氟产品同样有效，这些产品包括氟化亚锡凝胶，如氟离子浓度为 1000ppm F 的 Gel-Kam（高露洁口腔保健）或氟离子浓度为 0.4%（1000ppm F）的 OMNI Gel（3M）。脱敏牙膏也能减轻这类牙齿的敏感症状。临床研究表明含 NovaMin 成分的牙膏对因牙本质暴露而引起的牙齿敏感存在疗效。然而，没有一种产品能够始终发挥功效，临床医生可考虑组合使用或尝试不同的产品来帮助患者缓解症状。对于重度牙本质暴露型牙齿敏感还可通过全冠保护来治疗。

疼痛与焦虑情绪的处理

疼痛控制是儿童口腔治疗中的重要一环。局麻方式的选择和开展对高质量完成儿童修复治疗至关重要，尤其是当这些修复体可能使用至乳牙脱落时（8岁左右）。

行为管理

牙本质发育异常患儿的治疗通常开始较早，由于年龄特征，患儿可能对治疗表现出不同程度的焦虑紧张。尤其是当牙本质特别敏感或之前经历过缺乏疼痛和行为管理的口腔治疗时，患儿的焦虑情绪将更加明显。因此如果考虑患儿存在牙本质异常，特别当牙齿较为敏感时，可在检查时用棉球轻擦牙面替代气枪吹干。

在治疗年龄较小患儿时，应该与其进行沟通并充分开展行为管理技术。很多版本的儿童口腔医学教科书都会介绍帮助儿童应对修复治疗的行为管理技术。这些技术的核心都是"讲解—演示—操作"，用同患儿年龄相适应的语言与患儿沟通能够让绝大多数儿童配合修复治疗。这一过程会稍增加总治疗时间，但这一举措所花费的时间一定是值得的，它可以让患儿在年龄增长之后配合接受更加复杂的治疗。

局部镇痛

对于部分此前对侵入性治疗较为敏感的患儿进行局部麻醉操作时，可使用计算机控制下的局部麻醉操作系统（如 WAND 或 WAND STA 控制型口腔麻醉仪，牙科操作系统，Welwyn，Herts，UK）来输送局麻药物。WAND 系统与传统注射麻醉相比具有一定优势，其外观有别于传统的注射针管。适宜的针尖斜度和较慢的注射速度可更好地控制局麻药物的浓度，使得注射过程变得简单容易。研究发现 WAND 系统显著降低了患儿在最初 15s 注射时间内不配合行为的发生[16]；但也有研究报道 WAND 系统和传统注射在疼痛和焦虑控制方面并无显著差异[17]。

对年龄较大的患儿特别是此前经历过失败局部镇痛的患儿应当使用 4% 阿替卡因，对于 4 岁以上对局部麻醉特别警惕的患儿可在局部浸润注射 4% 阿替卡因以替代下颌阻滞麻醉，为修复治疗提供良好的局部疼痛控制[18]。开展局部麻醉非常重要。此外，治疗前预先进行系统麻醉（依据不同地区的相关临床指南）对帮助儿童配合口腔治疗同样帮助较大。

镇　静

对于极度焦虑欠配合的儿童，应考虑使用吸入式镇静。这种镇静方式的最大优势在于保证麻醉效果的同时减少患儿对疼痛刺激的反应。因此，对因经历过治疗时牙齿敏感而产生焦虑情绪从而缺乏配合的患儿而言，进行氧化亚氮（笑气）和氧气的混合吸入是一种安全、有效、无创的焦虑控制方式[19]。其他类型的吸入麻醉可根据不同地区的临床指南及临床医生的操作习惯酌情开展。

全身麻醉

患有严重牙本质发育异常的儿童若由于年龄特点不能完全配合口腔治疗时，有时需要考虑进行全身麻醉。临床医生在治疗严重牙本质发育异常患儿，特别对那些牙齿敏感或有过不良牙科治疗经历的患儿应考虑使用全身麻醉以保证治疗效果。既往研究表明，全麻下口腔治疗效果较为理想，表现为修复失败率呈降低趋势[20]。

◆ 乳牙牙本质发育异常的治疗

乳牙牙本质发育异常的治疗目标是保证牙齿健康、功能并维持颌间距，保护牙髓活力，改善美观以防止儿童出现心理问题，从治疗初始阶段起努力与患儿及其监护人构建融洽的关系[21]。

乳牙牙本质异常的修复应考虑如下因素：

1. 牙本质发育异常的类型。DGI 可累及乳恒牙列，但恒牙牙面剥脱的程度不及乳牙[22]。DGI-Ⅲ 常发生牙髓暴露，进而引起牙髓坏死，因此，建议早期行全冠修复。DD-Ⅰ 因乳牙牙根短小常出现牙齿松动，目前尚缺乏有效治疗方法。

2. 疾病的病变范围和严重程度。一些病例表现出严重的牙面缺损，可以考虑采用全冠修复或直接拔除患牙。

3. 可能存在的相关综合征。对于牙齿敏感严重的病例，建议行全冠修复。

4. 美观问题常导致儿童心理问题。永远不能低估这类疾病带给患儿的心理影响。在患儿和家长提出改善美观的愿望时应立即开始行动。

5. 患者的配合程度与相应治疗方法。当患儿不能配合局部麻醉时，应当考虑进行吸入镇静或全身麻醉。

暂时性修复

对于一些病例应当进行暂时修复以即刻缓解疼痛敏感、防止牙齿进一步磨损直至能够开展永久性修复。暂时性修复的过程可以帮助医生与患儿建立良好的关系并有助于后续治疗时开展行为管理。树脂增强型玻璃离子等材料可以帮助黏结釉质和暴露的牙本质。一些牙色美容修复材料还能使牙面上的修复体获得更好的视觉效果，如Fuji Ⅶ/Triage（GC公司）。这些材料可释放氟离子从而使周围釉质进一步矿化来降低牙齿敏感。

复合体（多元酸加强型树脂）也可作为暂时性修复材料在自酸蚀黏结体系下使用。该材料的优势在于比玻璃离子水门汀更加耐磨，且双重黏结技术使釉质和牙本质均可实现有效黏结，特别在随后使用黏结树脂或窝沟封闭剂时效果更加明显。

远期修复

复合树脂修复

乳前牙修复可采用椅旁树脂贴面[21]。后牙复合树脂修复釉质缺损适用于：

- 不涉及牙尖。
- 没有明显的牙齿磨损和敏感症状。
- 病损边缘位于龈上。

预成冠

不锈钢全冠修复或其他美学预成冠修复适用于如下情形：

- 病损涉及多个牙面。
- 重度牙齿磨损和敏感。
- 累及后牙牙尖。
- 严重釉质剥脱、牙本质暴露。
- 口腔治疗需要在全麻下进行或近期内患儿无法接受修复治疗。

金属预成冠（不锈钢冠）修复是学者较为推崇的龋坏乳磨牙治疗方式，同时也是乳磨牙牙本质发育异常的重要修复方式（图7.5）。金属预成冠只需要很少量的牙体预备，且避免了熔附牙色材料预成冠的常见缺点，如厚重、牙色材料易磨损、剥脱。

对于较为年幼的患儿，"Hall技术"可在不进行牙体预备的前提下利用不锈钢金属冠修复患牙[23]。该技术被提倡用于龋坏乳牙的治疗，文献报道显示配合使用金属预成冠修复第一、第二乳磨牙釉质缺损可获得满意疗效。此外，Hall技术避免了对年幼儿童进行口腔治疗时采用全身或局部麻醉。年幼患者釉质一旦折裂即可导致发展迅速的牙齿磨损及牙本质缺陷，因此应当对患牙行全冠修复。金属预成冠用于龋损患牙的长期研究提示全冠材料在修复牙本质异常方面较其他修复材料更为理想[24]：

1. 病损涉及两个以上牙面时预后更加理想。
2. 牙体预备量较小。
3. 失败率远低于其他修复材料。
4. 与其他修复材料相比不要求严格隔湿。
5. 操作时间比树脂修复少。
6. 从长远看效价比更高。
7. 避免年幼儿童接受全身麻醉。

受累乳牙的拔除

有些病例需要拔除受累严重的牙齿。拔除前须评估后续牙列发育所需要的间隙。若患儿有多颗受累牙需要拔除，则推荐在正畸医生的参与下进行多学科联合治疗，以确保恒牙列建立良好的咬合关系。在任何可能的情况下，预防及充填修复都应作为首选考虑，该举措将给患儿及家长传递"牙齿保存"这一极

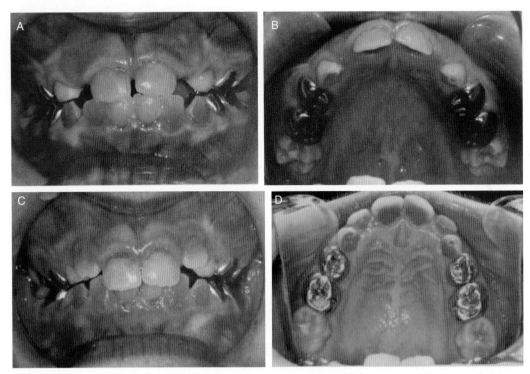

图 7.5　图示为 DGI-Ⅱ患者（术前照见图 7.1）　A、B. 前牙复合树脂修复，乳磨牙金属预成冠修复，第一恒磨牙行窝沟封闭。C、D. 治疗数月后前牙持续萌出，添加复合树脂进一步完善修复

其重要的口腔健康促进观念。

恒牙治疗

　　恒牙的治疗原则与乳牙基本类似。大部分 DGI 病例受累恒牙较之于乳牙更少出现迅速磨损的现象（图 7.6）。但患者仍须定期复查、密切监测，因为釉质一旦碎裂，牙齿便会出现发展迅速的磨损。对恒牙冠内修复体而言，其釉质抗折强度、耐磨损程度、远期疗效及修复体存留率均不及不锈钢全冠修复，也可使用诸如氧化锆全瓷冠、烤瓷冠等其他美容修复材料。

◆ 儿童及青少年恒前牙的治疗

　　笔者认为，患儿及其监护人在选择

美容修复前应充分考虑侵入性治疗的利弊。任何可能损伤牙髓完整性的修复方式均不应该在患者 16~17 岁前予以考虑。目前常规使用的复合树脂材料可以满足患儿及家长对美观的诉求，但在治疗前仍须获得其知情同意。因为在患儿后续生长发育过程中复合树脂修复材料不可避免地需要进行数次更换。且患儿需要父母持续的帮助以保持良好的口腔卫生，在牙体组织缺损后出现牙齿敏感的情况下更是如此。即使需要不定期更换，复合树脂修复较之于技工室加工的修复体仍是更好的选择，因后者需要对前牙进行大量的牙体预备，因此并不适用于该年龄段患儿。如果牙齿出现明显变色，遮色树脂可有效遮盖牙齿颜色改变。在颈缘区域仅需要薄层的遮色树脂即可达到此效果。传统的透明树脂透光

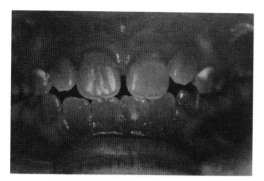

图 7.6　DGI-Ⅱ患者，恒牙牙体磨损不明显，这些牙齿远期功能较理想，但仍需要密切观察

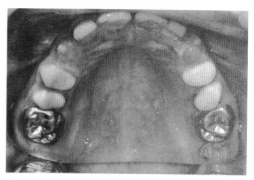

图 7.7　DGI-Ⅱ患者，前磨牙行树脂冠修复，第一恒磨牙用不锈钢冠修复

性更好，因此对于黑黄棕色及蓝灰色改变的牙冠并不能提供良好的美学效果。

◆ 儿童及青少年恒后牙的治疗

若需要对后牙进行全冠覆盖修复，则应首先考虑恒磨牙不锈钢冠。尽管美观性能欠佳，但该修复方式远期疗效较好，且操作较为简易，使其成为恒后牙全冠修复的首选（图 7.6）。

可选择其他无须进行过多牙体预备，甚至对一些病例而言，不需要进行牙体预备的修复方式。如前磨牙可考虑使用复合树脂制作的牙本质黏结冠。这些修复方法需要极少的牙体预备，以复合树脂材料进行黏结，既能提供良好的美学效果，也可以防止牙体组织磨损（图 7.7）。

对于恒第一、二磨牙，可以使用黏结面经喷砂处理的金嵌体（图 7.8）。该方法牙体预备量少，且可以良好恢复邻面接触。修复体内表面经喷砂处理，选择合适黏结材料如 Panavia F$_{2.0}$（Kuraray America，Inc，New York，USA）❶可获得满意的固位力。

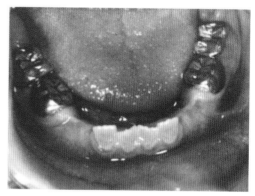

图 7.8　DGI-Ⅱ患者第二乳磨牙使用金属预成冠修复，第一恒磨牙金嵌体修复

结　论

对广泛牙本质缺损患者进行治疗时，不仅需要医护人员掌握专业的临床技能，还应对患者动态的生长发育具有一定的了解。即刻修复体及短期修复体旨在改善美学效果并避免牙体组织磨损，后期应联合多学科制订远期治疗方案。从儿童齿科到成人修复治疗每一阶段的治疗计划都应认真谨慎地执行。遵从修复治疗的原则及儿童生长发育的规律，口腔专科医生可为提高这些牙体缺损患者的生活质量做出重要的贡献。

❶美国纽约可乐丽公司

参考文献

[1] Nanci A. Dentin-pulp complex. St. Louis: Mosby Elsevier, 2008.

[2] Barron M J, McDonnell ST, Mackie I, et al. Hereditary dentin disorders: dentinogenesis imperfecta and dentin dysplasia. Orphanet J Rare Dis, 2008, 3:31.

[3] Shields ED BD, EI-Kafrawy AM. A proposed classification for heritable human dentin defects with a description of a new entity. Arch Oral Biol, 1973, 18:543–553.

[4] Levin LS, Leaf SH, Jelmini RI, et al. Dentinogenesis imperfecta in the Brandywine isolate (DI type Ⅲ): clinical, radiologic, and scanning electron microscopic studies of the dentition. Oral Surg Oral Med Oral Pathol, 1983, 56:267–274.

[5] Clergeau-Guerithault S, Jasmin JR. Dentino-genesis imperfecta type Ⅲ with enamel and cementum defects. Oral Surg Oral Med Oral Pathol, 1985, 59:505–510.

[6] Beattie ML, Kim JW, Gong SG, et al. Pheno-typic variation in dentinogenesis imperfecta/dentin dysplasia linked to 4q21. J Dent Res, 2006, 85:329–333.

[7] Welbury R, Gillgrass T. Craniofacial growth and development//Welbury R, Duggal M, Hosey M. Paediatric dentistry. 4th ed. Oxford: Oxford University Press, 2012.

[8] Sillence DO, Senn A, Danks DM. Genetic heterogeneity in osteogenesis impeffecta. J Med Genet, 1979, 16:101–116.

[9] Pope FM, Komorowska A, Lee KW, et al. Ehlers Danlos syndrome type I with novel dental features. J Oral Pathol Med, 1992, 21:418–421.

[10] Barabas GM. The Ehlers-Danlos syndrome. Abnormalities of the enamel, dentin, cementum and the dental pulp: an histo-logical examination of 13 teeth from 6 patients. Br Dent J, 1969, 126:509–515.

[11] Kim JW, Simmer JP. Hereditary dentin defects. J Dent Res, 2007, 86:392–399.

[12] Nield LS, Mahajan P, Joshi A, et al. Rickets: not a disease of the past. Am Fam Physician, 2006, 74: 619–626.

[13] Hypophosphatemic Rickets, X-Linked Dominant. XLHR [database on the Intenet], 2014. Available from: http://omim.org/entry/307800?search=RICKE TS&highlight=ticket.

[14] Bhatt R, Hibbert S, Munns C. The use of bisphosphonates in children: review of the literature and guidelines for dental mana-gement. Aust Dent J, 2014, 59:1–11.

[15] Department of Health and British Asso-ciation for the study of Community Dentistry. Delivering Better Oral Health. An evidence-based toolkit for prevention. London: Department of Health, 2009.

[16] Gibson R, Allen K, Huftless S, et al. The Wand vs traditional injections: a comparison of pain related behaviors. Pediatr Dent, 2000, 21:458–452.

[17] Tahmassebi J, Nikolaou M, Duggal M. A comparison of pain and anxiety associated with the administration of maxillary local analgesia with Wand and conventional technique. Eur Arch Paediatr Dent, 2009, 10:77–82.

[18] Leith R, Lynch K, O'Connell A. Articaine use in children: a review. Eur Arch Paediatr Dent, 2012, 13:293–296.

[19] Paterson S, Tahmassebi J. Paediattic dentistry in the new millenium: 3. Use of inhalation sedation in paediattic dentistry. Dent Update, 2003, 30:350–358.

[20] Drummond B, Davidson L, Williams S,

et al. Outcomes two, three and four years after comprehensive care under general anaesthesia. N Z Dent J, 2004, 100:32–37.

[21] Sapir S, Shapira J. Dentinogenesis imperfecta: an early treatment strategy. Pediatr Dent, 2001, 23:232–327.

[22] Rao S, Witkop CJ Jr. Inherited defects in tooth structure. Birth Defects Original Article Series, 1971, 7:153–184.

[23] Innes NP, Evans DJ, Stirrups DR. The Hall technique; a randomized controlled clinical trial of a novel method of managing carious primary molars in general dental practice: acceptability of the technique and outcomes at 23 months. BMC Oral Health, 2007, 7:18.

[24] Innes NP, Evans DJ, Stirrups DR. Sealing caries in primary molars: randomized control trial, 5-year results. J Dent Res, 2011, 90:1405–1410.

口面裂患者的治疗

第八章

Luiz Pimenta

摘 要

口面裂（orofacial clefts，OFC）是常见的可进行治疗的颅颌面发育畸形之一。OFC病因较多，包括遗传因素、环境因素等。颅颌面畸形的口腔治疗旨在为患者提供全面的预防和治疗措施。因口面裂手术较为复杂，常需要各领域治疗团队通力合作。对口面裂患者进行不同形式的干预可协助其获得最佳的健康疗效。本章节内容主要介绍和讨论口面裂患者自出生至成年期可接受的治疗手段，希望通过提供最佳的干预手段提高其生活质量。

前 言

口面裂是一种累及口、鼻腔的先天性疾病，常导致唇、牙槽骨和硬软腭结构不完整。口面裂发病严重程度不等，表现为从单纯软腭或口唇的开裂到整个上腭的骨（牙槽骨和硬腭）连续性中断。由于唇部和腭部发育融合的时间点不同，患儿可表现为单纯唇裂，单纯腭裂或两者兼而有之，使得口面裂表现为唇裂、腭裂、唇腭裂和腭部黏膜下裂。

口面裂是一种在额鼻突（鼻、上唇、上颌骨及腭部发育的起始部位）发育过程中形成的缺陷，其发生的另一种可能是两侧上颌突在与额鼻突融合的过程中发生异常。这些异常的发生起始于神经管。

唇腭裂发病机制复杂，最为学者所认同的发病机制为多因素遗传[1]学说，该学说认为疾病的发生是遗传和环境因素相互作用的结果[2]。诸如唇腭裂等口面裂可单独发病，也可作为遗传性或综合征类疾病临床表现的一部分[3]。超半数患者伴有其他相关的先天异常[4]。

约15%的口面裂畸形与染色体异常相关，约6%与单基因遗传相关（约20%的病例已证实具有可检测的遗传性病因）。OMIM数据库列举了口面裂

L. Pimenta, DDS, MS, PhD
北卡罗来纳大学口腔医学院口腔生态学系颅面中心主任，临床教授
美国，北卡罗来纳州，教堂山
e-mail: Luiz_Pimenta@unc.edu

相关综合征和单纯口面裂致病基因。搜索数据库可发现 683 个可能与唇腭裂相关的致病基因。尽管还有众多影响唇腭裂发病的因素尚不明确，但在过去十多年间，学者在相关领域的研究已取得了重大进展且这一工作仍在继续。此外，一些导致腭裂的基因还与牙齿缺失（如 *MSX1* OMIM #142983）和牙齿形态异常（如 *TP63* OMIM #603273）相关。

口面裂是一种常见的可进行治疗的颅颌面发育畸形。非综合征型口面裂（nonsyndromic orofacial cleft，NSOFC）也因每年影响 1/750~1/500 的新生儿而成为全球范围内最为常见的先天畸形[5]。在美国，孤立发病的唇腭裂是排名第二的先天性疾病，10.63/10 000（1/940）的新生儿可能出现此类情况[6]。

多项研究表明，伴或不伴腭裂的唇裂与种族因素密切相关，发展中国家患病率更高[7-8]。虽然唇腭裂病因尚不明确，但多数学者认为其是一种多因素遗传病，疾病的发生是遗传因素和环境因素相互作用的结果，使得腭部形态早期和后续的形成过程逐渐出现异常，直至组织开裂发生[9]。

与高加索人种相比，非裔美国人唇腭裂发病率较低[6]。此外，也有报道称西班牙裔的婴儿唇腭裂患病率较低[10-11]，这一发现与之前研究结果存在差异[12]。同非西班牙裔和西班牙裔白人母亲所生产的儿童相比，非西班牙裔黑人母亲所生产的儿童罹患伴或不伴腭裂的唇裂的概率较低[11-14]。

母亲饮酒和吸烟已被证实是导致腭裂发生的高危因素[15-16]，相关的致病因素还包括营养不良（如维生素 B_6 缺乏）和其他多种环境因素等[17]。尽管病因众多，但腭裂对口鼻咽功能的影响基本一致，口鼻腔贯通可引起喂养困难、发音

不清和上颌骨发育异常[18]。

多学科协作诊治

颅颌面畸形及口面裂的口腔治疗旨在为患者提供全面的预防和口腔健康维护措施。

口面裂及其他颅颌面畸形患者的治疗常需要多学科相互协作，这一过程开始于母亲孕期并贯穿患儿终生。口面裂患儿终生治疗的平均医疗费用非常昂贵，约为 100 000 美元[19]。OFC 的治疗目标是获得良好的咬合关系、和谐美观的面部比例及良好的发音。为实现这些目标，专业人士需要认识到对唇腭裂患者的治疗和护理是一个复杂的过程，需要多学科通力配合。一般来说，患者的治疗依赖于以颅颌面裂治疗专业团队为中心的多个学科，有时还需要与患者私人医生协作。这一治疗理念可提供协调全面的诊治方案，涉及人员包括具有资质的专业医生和其他不同专业的健康保健人士，如外科（颌面整形外科）、耳鼻喉科、儿科和全科口腔医生、口腔正畸医生、口腔修复医生、语音治疗师、心理学工作者、社会工作者等相关从业人员。多中心合作已经成为口面裂等儿童颅颌面畸形治疗的标准方式[20-24]。综上所述，颌面部畸形的口腔干预是一种综合性预防和治疗相结合的口腔健康维护手段。

可在孕 13~14 周时通过超声成像对胎儿面部软组织进行产前诊断[25]。理想状态下，冠状位和轴位是观察胎儿是否存在唇腭裂的最佳超声检查平面[26-27]。三维超声[28-29]和磁共振成像[30]也可提供清晰图像，提高孤立发病的唇腭裂畸形的检出率。在现阶段，唇腭裂的产前

诊断较易实现；如若产前检测发现胎儿存在口面裂，家长可在孩子出生前做好充分的心理准备，这不仅包括患儿出生时技术层面的准备，还需要帮助社会、家庭、朋友在心理层面接受患儿。父母及家庭成员在产前的准备可以帮助颅颌面畸形患儿尽早融入社会[26]（图8.1）。

新生口面裂患儿的治疗

口面裂患儿出生后应立即由遗传学和儿科专家共同提供科学喂养和遗传咨询方面的信息。同时由医院对患儿进行听力测试和口面部裂隙情况评估。如果裂隙较宽，应立即开始使用唇贴[31-32]。美国颅颌面裂协会推荐口面裂患儿在生长发育正常的情况下最晚于18月龄时接受修复治疗[20]。腭裂修复时机应综合考虑患儿发音和颅颌面生长发育情况。

若修复时机延后可能会影响患儿发音，若过早修复可能对正常颅颌面发育产生干扰。一些团队的研究结果倾向于对腭裂进行早期修复以减少腭咽闭合不全的风险，并证实儿童满7月龄后，修复时间每推后1个月，腭咽闭合不全的风险将增加6%[33]。早期行腭裂修复手术至关重要，且具有一定的时间敏感性；因为在患儿语言发展的关键时期，腭部的完整性至关重要[34]。此外，儿童口腔科医生应早期参与到口面裂患儿的诊疗中来，制订龋坏防治、生长发育监测的方案，并考虑在适当时候将患儿转诊至儿科整形医生进行术前修复（如鼻牙槽成形，nasal alveolar molding，NAM）。

鼻牙槽成形

鼻牙槽成形（nasal alveolar molding，

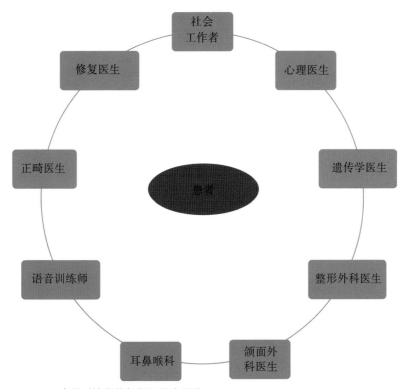

图 8.1 多学科协作的颅颌面医疗团队

NAM）越来越多地被用于口面裂患儿鼻部畸形的术前修复[35]。鼻牙槽成形可减轻唇裂部位软组织张力，重塑鼻软骨，还可改善鼻尖和鼻翼对称性、美观性及牙弓形态[35-37]。传统的鼻牙槽成形包括恢复牙槽骨形态和位置，复位变形的鼻软骨，有效回缩前突上颌骨和延长鼻小柱，从而实现在最小张力的情况下进行软组织外科修复，最大限度地避免瘢痕形成，增加鼻部的对称性[35-43]。跨学科团队进行鼻牙槽成形能显著改善和维持唇腭裂患儿术后鼻/颊部的美观。婴儿应尽可能早地在2周内进行相关病情及治疗方案评估。

在确认婴儿无呼吸困难且全身健康状况良好后，口腔正畸医生/全科医生可使用丙烯酸树脂托盘制取上颌牙弓印模（图8.2），制取印模所使用的托盘有各个型号，选择时可在体外参考已经灌制的上颌模型。制取印模后灌制石膏模型，体外重复这一步骤获得两幅模型。保存原始石膏模型记录患儿口内情况，第二幅模型用于制作矫治器。腭护板由光固化或热固化树脂和改良鼻支架构成[35,44-45]。患者按照约定时间复诊时，首先确保矫正器与上颌牙弓贴合，并在鼻支架顶端放置一光固化树脂块。调试矫治器至适合后应向患儿父母或监护人进行详细的口头和书面说明，指导其佩戴、摘除和护理矫

正器，并告知平时需要注意观察矫治器对患儿口腔的刺激情况。

后期，患者每周复诊调整矫治器，牙槽骨和鼻部的塑形需同时进行，以提高舒适性，引导牙槽骨重新定位，并调整矫治器对鼻软骨的成形压力。早期矫治的最初目标是延长鼻小柱并重新定位缺陷的鼻翼软骨，随后进行形态的保持。矫治器应该连续佩戴3～4个月直至行唇裂手术。手术时机由鼻腔和牙槽突的塑形情况而定[46]。

年幼及学龄前口面裂患儿的治疗

口面裂患儿存在的喂养、吞咽、美学及口腔卫生问题在临床中较为常见[47-48]。美国儿童口腔医学会建议，在此期间应让父母和（或）监护人意识到为有特殊健康需求的儿童、青少年建立牙科之家很有必要。该行为首先需要家庭成员之间建立互动，提高对影响患儿口腔健康因素的认识。

通常情况下，专业医生会建议患儿在第一颗乳牙萌出时或一岁以内在牙科之家建立相关档案。家长应及时联系一家可以家庭为中心、连续赴约、无文化冲突且由具有资质的儿童健康专家进行

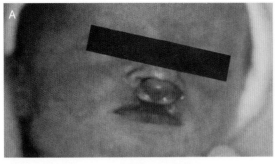
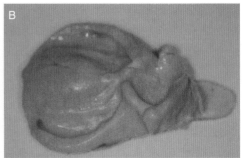

图8.2　A.患儿2岁，双侧完全性唇腭裂。B.用于制作鼻牙槽塑形器的印模

监督的口腔诊所。预防策略在这一时期即开始实施，如口腔卫生指导、饮食辅导和应用氟保护漆。须对饮用水源也进行评估（井水或城市供水），以确保理想的含氟量。含氟牙膏在使用时要注意控制用量（3岁以内用量约米粒大小）。含氟牙膏既可起到龋坏预防作用，又可降低因氟斑牙导致的釉质损伤风险[49-50]。限制以糖为基础的食物摄入量和摄入频率非常重要，该举措同样可减少患龋风险[51]。患儿在6岁之前每日进食甜牛奶（如巧克力牛奶）、苏打水、果汁的量不应超过4盎司（1盎司=28.35g），且应尽可能在正餐时饮用上述饮品并在饮用后及时清洁牙齿。

总之，儿童口腔医生会继续寻求龋坏预防的策略，开展合适的饮食指导和围术期护理，监测生长发育并提供手术和必要的术后修复治疗。

裂隙处牙齿的发育

牙齿异常在唇腭裂患儿中较为常见，表现为牙齿数目、位置和形态异常，在裂隙缺损区这一变化尤为显著[52-54]。有研究证实，口面裂患儿牙齿釉质变色的概率增高，主要考虑为裂隙修复手术所造成的创伤[55]。同对侧正常牙相比，患侧恒侧切牙缺失（49.8%）和牙根发育迟缓也是口面裂患儿常见的口腔问题[53]。因此，医生应向家长或监护人解释同牙齿缺失相关的可能问题，以及后期需要开展正畸/修复治疗进行口腔重建的可能性及必要性。

学龄期口面裂患儿的治疗

除在学龄前为患儿提供正确的口腔

卫生指导和预防保健外，儿童口腔医生还需要在必要时为口面裂患儿提供手术指导和术后牙体修复治疗，因为口面裂患儿牙齿患龋的风险较之于正常儿童显著增加[56]。唇腭裂患儿乳牙龋齿的患病率也较高[57]。

应在混合牙列期对患儿牙槽骨缺损情况进行评估以确定牙槽骨移植手术的最佳时机。唇腭裂患者腭侧的牙槽突通常存在骨缺损，为修复骨缺损而进行的植骨可为牙周骨组织提供足够支持，从而保证尖牙顺利萌出[58]。唇腭裂患者进行牙槽突植骨的适宜时间个体差异较大。但在9~12岁时开展手术成功率较高，此期尖牙尚未萌出，牙根发育至1/4~1/2[59-60]。在多数情况下，术后裂隙区的尖牙牙根将正常发育，牙齿也能自发萌出。但可以预料的是，尖牙穿越移植骨组织萌出的过程可能较为缓慢；在必要时还需要通过手术和（或）正畸干预（外科暴露和正畸牵引）来协助尖牙萌出。

由于未与上颌突融合，双侧唇腭裂患者的颌骨前部会不同程度地向前上方突起。裂隙区的牙槽骨厚度及高度均会降低，进一步限制了后期开展正畸治疗的可能。通过混合牙列期的骨移植，裂隙区牙齿常可获得满意的牙周骨支持[59,61-63]。上颌前牙颊向、近远中向及正畸治疗时的旋转移动在牙槽骨组织移植前应避免或谨慎进行[63-64]。

言语功能的恢复同样非常重要。当患儿由于系统性健康原因或依据其监护人意愿无法接受手术或需要被延迟时，口腔医生可通过制作矫治器来帮助患者维持正常语言功能。虽然手术修复是改善腭咽闭合功能的最常用手段，在必要时，佩戴矫治器亦是不错的选择。矫治器同正畸保持器类似，制作完成后口内佩戴，通常有两种形式：修复体样助语器和软腭上抬器。当患者腭部延伸较短时，修复体样助语器可部分关闭软腭与咽喉之间的空隙[65-66]。当腭部延伸长度正常，但肌肉功能不足时，可使用软腭上抬器提升软腭至正常位置实现腭咽闭合[67]。学者建议在患儿5岁之前制作语音矫治器，父母应密切监督使用[68-69]。黏膜下腭裂（submucous cleft palates，SMCP）患儿的诊断经常被延误导致语言发音功能不良。此外，SMCP临床表现的严重程度各异也使得其治疗具有一定挑战性。研究表明磁共振成像（magnetic resonance imaging，MRI）可作为判断腭咽肌肉位置是否存在异常的可靠方法，其诊断信息对治疗决策的制订有很大帮助（图8.3）。

儿童口腔医生应与正畸医生、颌面外科医生协作，为患儿将来进行的牙槽骨移植做好准备。当语音矫治器佩戴完成后，还应与语音治疗师通力合作。此外，在此阶段同样需要注意龋齿预防，必要时可拔除手术部位的乳牙。

青少年口面裂患者的治疗

口面裂患者的治疗是一个充满挑战的持续过程。婴儿期和儿童期手术及临床治疗的目的是建立正常发音的基础，改善面部容貌，建立功能性咬合并提高患者自信。然而，有报道显示，这些早期干预可限制上颌生长，造成继发颌骨生长迟缓和错𬌗畸形，同样影响患者语音功能和自尊[70]。

口面裂患者在青少年期不仅要经历普遍的生理发育变化，对其自身面部缺陷同样会特殊关注，如在身体发育过程中面部差异会出现变化，因对面部容貌的不满意从而导致人际关系异常等。这一时期进行的手术治疗可改善患者容貌，但无法完全消除面部瘢痕。

青少年患者常通过正畸治疗排齐牙齿改善咬合。此外，此时的正畸治疗也在为骨骼发育成熟后的正颌手术做准备。正颌外科手术一般适用于骨性Ⅲ类错𬌗且上颌发育在前后位、垂直位和冠状位均存在不足的口面裂患者。因此，许多患者应在青春期后期即骨骼发育完成时接受正颌外科手术。

在这一阶段，儿童口腔医生和（或）口腔全科医生的重要任务是为唇腭裂患儿的父母或监护人进行龋齿及牙龈炎症预防的专业性指导。同时，对已经形成龋洞的牙齿及时进行修复，包括用复合树脂进行前牙美学直接修复。

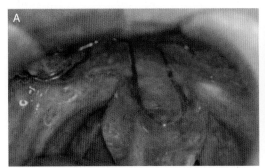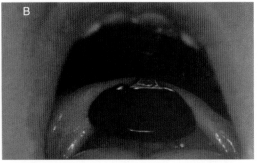

图8.3 A.患儿8岁，软腭长度欠佳，佩戴腭填充器，父母希望推迟矫正手术。B.患儿7岁，佩戴腭提升器，该装置可帮助提升腭组织实现腭咽闭合，防止口鼻腔瘘

当计划行种植义齿修复时，口腔全科医生可考虑将患者转诊至牙周医生或口腔颌面外科医生处进行裂隙处软硬组织移植和种植体植入，最终由口腔修复科医生完成最后修复[71-72]。

口面裂成年患者的治疗

一些未经治疗的成年口面裂患者同样需要接受口腔处理。该部分人群大多没有机会接受唇腭裂修复手术，或部分患者裂隙过大外科手术无法完全修复从而导致口鼻瘘。这类患者多为成年人或老年人，在其青年时期无合适的手术修复方法，或未得到适当治疗。此外，这类患者的裂隙区常可见牙齿缺失、畸形牙甚至多生牙。即使原发缺陷已得到修复，这些成年患者仍可见未修复的口鼻瘘和牙槽突裂（牙槽骨连续性中断），且已经得到修复的口唇和鼻可能存在一定程度的畸形。畸形严重程度的不同会让患者功能（主要是发音功能）和美观受到不同程度的影响。此外，经过口面裂修复的青少年和成人常可见前、后牙反𬌗，面中部发育不全，垂直、水平和前后向颌骨发育不足等并发症，同时伴有残余唇鼻畸形及发音问题等[73-74]。

正颌手术（纠正颌骨位置）可显著影响口面裂患者的面部生长发育，因此，最终修复重建应在患者骨骼发育成熟后进行，通常女性至少为 15 岁，男性为 16~18 岁[75-77]。如在此年龄之前开展手术会对上下颌骨的生长发育产生不良影响导致面部畸形和错𬌗畸形复发[76-77]。但在某些情况下，由于美观和患者心理原因，手术可能需要提前进行，但应告知患者及其监护人，在其生长发育完成后可能需要进行二次甚至多次手术[78-80]。

修复重建

未及时得到合适治疗的成人腭裂患者其临床修复重建较为困难。随着患者年龄增长，其牙齿脱落而成为无牙颌之后，进行修复重建的困难程度将进一步提高[81-82]，因为义齿修复需要足够的软硬组织支持。此外，在重建手术后亦需要考虑各解剖结构的关系[83-84]。

口面裂患者若不接受临床治疗，通常表现为：上颌牙弓发育程度不完善或塌陷、吞咽困难、发音模糊、咀嚼能力降低、腭部瘢痕、牙槽嵴吸收、前庭沟变浅及口鼻瘘。此外，当患者牙齿脱落成为无牙颌之后，口面裂的存在将使义齿修复变得更加困难[81,84]。

牙槽突裂经常与牙齿缺失相关[85-86]，可用人工义齿替代缺失牙。修复方式有活动义齿、固定义齿（fixed dental prosthesis，FDP）及单颗牙缺失的种植义齿修复。修复治疗的基本目标是为患者提供舒适、美观的义齿，恢复受损的生理活动如发音、吞咽、咀嚼、咬合，并保留剩余牙齿及组织[87]。

腭部封闭

即使在手术后同样会出现剩余组织的口鼻瘘。无论是发生在口腔内、牙槽嵴或唇部前庭沟，都可导致发音困难和鼻腔通气不良[88]。腭部封闭的主要目标是覆盖瘘管，增强发音功能，尽可能减少患者的代偿性发音。

当无法进行手术修复时，腭部封闭器可作为临时矫治装置，对于部分成年患者而言，其也可作为最终修复体。作为临时矫治器，封闭器可由丙烯酸树脂制作，覆盖腭部，通过由正畸钢丝制作的卡环进行固位。多数情况下，封闭器的设计与正畸保持器类似。

对于无法进行手术治疗的成人患者，腭部封闭器的制作同可摘活动义齿类似，可利用钛或钴铬合金制作金属支架[89]（图8.4）。可摘局部义齿型腭部封闭器的适用范围为：无法通过手术治疗封闭的瘘管及需要用语音矫治器的病例[90-91]。

固定义齿的修复对组织学基础要求较高，因此在口面裂患者中的应用存在较多局限。一个小规模队列研究发现，18例正常使用固定义齿的患者，当观察周期达7.4~24.9年时，并发症的发生率为22%。研究者还指出由于局部组织条件不理想，导致这部分患者无法接受种植义齿修复，传统的固定义齿修复仍然是治疗的优先选择。但该研究并未报道患者主观感受及所采用的美容修复参数[92]。

种植义齿和三单位固定义齿在口面裂患者中的10年存留率相当[93]。对口面裂患者进行固定义齿修复因涉及更多牙齿而较为复杂。若固定义齿修复过于复杂，常导致成功率降低及并发症发生率升高[94]。骨内种植修复同FDP相比不破坏邻牙且无须活动义齿辅助，单颗缺失牙的种植治疗可消除固定义齿对邻牙的破坏，避免较大的临床风险。此外，不进行牙槽骨移植也可行固定义齿修复，但无法解决口唇、鼻翼和面部结构深层支持组织的缺失。

种植修复在口面裂患者的口腔治疗中应用愈发普及[95]，但目前尚缺乏对该治疗方式的综合性评价研究。目前已有关于口面裂患者牙齿种植临床疗效的前瞻性研究，但病例数不足50例，且只简单评价了诸如患者年龄、性别及口面裂种类等相关因素。

未来方向

随着颅颌面发育畸形早期诊断新技术的发展，父母及监护人可在先天性口面裂患儿出生前即获知病情。且随着分子遗传学的发展，全球范围内通过对家族成员进行检测评估已鉴定出多个同口面裂相关的综合征及疾病的致病基因［如Van der Woude综合征，OMIM #119300；先天缺指（趾），外胚叶发育不全口面裂综合征，OMIM #129900］。高分辨率的二维扫描是产前诊断的基础，3D检测的应用将进一步提高专业人员产前评估颅颌面发育畸

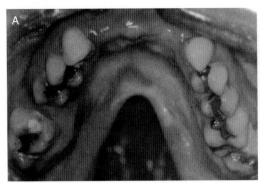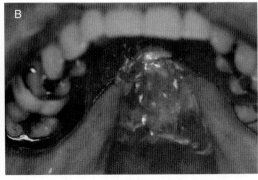

图8.4 A.成年患者，"V"形软硬腭裂，未行治疗。B.局部可摘义齿，修复缺失牙的同时发挥腭封闭器的功能。有效重建功能和美观

形准确性的能力。早期诊断可引导父母、家庭成员及其朋友更好地遵循口面裂的治疗步骤并准备潜在的治疗费用。此外，家长可与其他先天性扩面裂患儿的父母联系并开发建立相互支持的网络[96-97]。

利用组织工程技术进行辅助治疗的相关研究也在进行之中，该技术将改善软组织手术的预后，增强骨骼和肌肉发育以提高腭咽功能。新的干细胞治疗技术也将在未来成为新的治疗选择[98]。此外，先天性口面裂患儿出生后最为重要的治疗手段是获得由颅颌面专业医疗团队所提供的全面的口腔健康维护。目前，学者已达成广泛共识，即口面裂及颅颌面治疗团队的建立可有效避免在高度专业化的健康维护过程中出现的治疗程序中断和非人性化举措[99-101]。

参考文献

[1] Grosen D. A cohort study of recurrence patterns among more than 54 000 relatives of oral cleft cases in Denmark: support for the multifactorial threshold model of inheritance. J Med Genet, 2010, 47(3): 162–168.

[2] Mangold E. Genome-wide association study identifies two susceptibility loci for nonsyndromic cleft lip with or without cleft palate. Nat Genet, 2010, 42(1):24–26.

[3] Seto-Salvia N, Stanier P. Genetics of cleft lip and/or cleft palate: association with other common anomalies. Eur J Med Genet, 2014, 57(8):381–393.

[4] Doray B, et al. Epidemiology of orofacial clefts (1995—2006) in France (Congenital Malformations of Alsace Registry). Arch Pediatr, 2012, 19(10): 1021–1029.

[5] Coleman Jr JR, Sykes JM. The embryology, classification, epidemiology, and genetics of facial clefting. Facial Plast Surg Clin North Am, 2001, 9(1):1–13.

[6] Parker SE, et al. Updated National Birth Prevalence estimates for selected birth defects in the United States, 2004—2006. Birth Defects Res A Clin Mol Teratol, 2010, 88(12):1008–1016.

[7] Wangsrimongkol T, et al. Prevalence and types of dental anomaly in a Thai non-syndromic oral cleft sample. J Med Assoc Thai, 2013, 96 Suppl 4:S25–35.

[8] Kalaskar R, et al. Prevalence and evaluation of environmental risk factors associated with cleft lip and palate in a central Indian population. Pediatr Dent, 2013, 35(3):279–283.

[9] Amaratunga AN, Chandrasekera A. Incidence of cleft lip and palate in Sri Lanka. J Oral Maxillofac Surg, 1989, 47(6):559–561.

[10] Hashmi SS, et al. Prevalence of nonsyndromic oral clefts in Texas: 1995—1999. Am J Med Genet A, 2005, 134(4):368–372.

[11] Tolarova MM, Cervenka J. Classification and birth prevalence of orofacial clefts. Am J Med Genet, 1998, 75(2): 126–137.

[12] DeRoo LA, Gaudino JA, Edmonds LD. Orofacial cleft malformations: associations with maternal and infant characteristics in Washington State. Birth Defects Res A Clin Mol Teratol, 2003, 67(9):637–642.

[13] Khoury MJ, Erickson JD, James LM. Maternal factors in cleft lip with or without palate: evidence from interracial crosses in the United States. Teratology, 1983, 27(3):351–357.

[14] Shaw GM, Croen LA, Curry CJ. Isolated oral cleft malformations: associations with maternal and infant characteristics in a California population. Teratology, 1991,

43(3):225–228.

[15] Leite IC, Koifman S. Oral clefts, consanguinity, parental tobacco and alcohol use: a case-control study in Rio dejaneiro. Braz Oral Res, 2009, 23(1):31–37.

[16] Lammer EJ, et al. Maternal smoking, genetic variation of glutathione s-transferases, and risk for orofacial clefts. pidemiology, 2005, 16(5):698–701.

[17] Jia ZL, et al. Maternal malnutrition, environmental exposure during pregnancy and the risk of non-syndromic orofacial clefts. Oral Dis, 2011, 17(6):584–589.

[18] Liau JY, Sadove AM, van Aalst lA. An evidence-based approach to cleft palate repair. Plast Reconstr Surg, 2010, 126(6):2216–2221.

[19] Basseri B, et al. Current national incidence, trends, and health care resource utilization of cleft lip-cleft palate. Plast Reconstr Surg, 2011, 127(3):1255–1262.

[20] Parameters for evaluation and treatment of patients with cleft lip/palate or other craniofacial anomalies. American Cleft Palate-Craniofacial Association. March, 1993. Cleft Palate Craniofac J, 1993, 30 Suppl:Sl-16.

[21] Sharp HM. Ethical decision-making in interdis ciplinary team care. Cleft Palate Craniofac J, 1995, 32(6):495–499.

[22] Strauss RP, et al. Physicians and the communication of "bad news" : parent experiences of being informed of their child's cleft lip and/or palate. Pediatrics, 1995, 96(1 Pt 1):82–89.

[23] Strauss RE Cleft palate and craniofacial teams in the United States and Canada: a national survey of team organization and standards of care. The American Cleft Palate-Craniofacial Association (ACPA) Team Standards Committee. Cleft Palate Craniofac J, 1998, 35(6):473–480.

[24] Grosse SD, et al. Models of comprehensive multidiscipfinary care for individuals in the United States with genetic disorders. Pediatrics, 2009, 123(1):407–412.

[25] Franco D, et al. The importance of prenatal diagnosis of facial congenital malformations. J Plast Reconstr Aesthet Surg, 2013, 66(8):e236–237.

[26] Amstalden-Mendes LG, et al. Time of diagnosis of oral clefts: a multicenter study. J Pediatr (Rio J), 2011, 87(3):225–230.

[27] Sommeriad M, et al. Detection of lip, alveolar ridge and hard palate abnormalities using two-dimensional ultrasound enhanced with the three-dimensional reverse-face view. Ultrasound Obstet Gynecol, 2010, 36(5):596–600.

[28] Platt LD, Devore GR, Pretorius DH. Improving cleft palate/cleft lip antenatal diagnosis by 3-dimensional sonography: the "flipped face" view. J Ultrasound Med, 2006, 25(11): 1423–1430.

[29] McGahan MC, et al. Multislice display of the fetal face using 3-dimensional ultrasonography. J Ultrasound Med, 2008, 27(11):1573–1581.

[30] Mailath-Pokorny M, et al. What does magnetic resonance imaging add to the prenatal ultrasound diagnosis of facial clefts? Ultrasound Obstet Gynecol, 2010, 36(4):445–45l.

[31] Vargervik K, Oberoi S, Hoffman WY. Team care for the patient with cleft: UCSF protocols and outcomes. J Craniofac Surg, 2009, 20 Suppl 2:1668–1671.

[32] Cassell CH, Daniels J, Meyer RE.

Timeliness of primary cleft lip/palate surgery. Cleft Palate Craniofac J, 2009, 46(6):588–597.

[33] Sullivan SR, et al. Palatoplasty outcomes in nonsyndromic patients with cleft palate: a 29-year assessment of one surgeon's experience. J Craniofac Surg, 2009, 20 Suppl 1:612–616.

[34] Abbott MM, Kokorowski P J, Meara JG. Timeliness of surgical care in children with special health care needs: delayed palate repair for publicly insured and minority children with cleft palate. J Pediatr Surg, 2011, 46(7):1319–1324.

[35] Santiago PE, et al. Reduced need for alveolar bone grafting by presurgical orthopedics and primary gingivoperiosteoplasty. Cleft Palate Craniofac J, 1998, 35(1):77–80.

[36] Cutting C, et al. Presurgical columellar elongation and primary retrograde nasal reconstruction in onestage bilateral cleft lip and nose repair. Plast Reconstr Surg, 1998, 101(3):630–639.

[37] Cutting C, Grayson B, Brecht L. Columellar elongation in bilateral cleft lip. Plast Reconstr Surg, 1998, 102(5):1761–1762.

[38] Gateno J, et al. A new Le Fort I internal distraction device in the treatment of severe maxillary hypoplasia. J Oral Maxillofac Surg, 2005, 63(1):148–154.

[39] Singh GD, Levy-Bercowski D, Santiago PE. Three dimensional nasal changes following nasoalveolar molding in patients with unilateral cleft lip and palate: geometric morphometrics. Cleft Palate Craniofac J, 2005, 42(4):403–409.

[40] Spengler AL, et al. Presurgical nasoalveolar molding therapy for the treatment of bilateral cleft lip and palate: a preliminary study. Cleft Palate Craniofac J, 2006, 43(3):321–328.

[41] Ezzat CF, et al. Presurgical nasoalveolar molding therapy for the treatment of unilateral cleft lip and palate: a preliminary study. Cleft Palate Craniofac J, 2007, 44(1):8–12.

[42] Singh GD, et al. Three-dimensional facial morphology following surgical repair of unilateral cleft lip and palate in patients after nasoalveolar molding. Orthod Craniofac Res, 2007, 10(3):161–166.

[43] Santiago PE, Schuster LA, Levy-Bercowski D. Management of the alveolar cleft. Clin Plast Surg, 2014, 4l(2):219–232.

[44] Maull DJ, et al. Long-term effects of nasoalveolar molding on three-dimensional nasal shape in unilateral clefts. Cleft Palate Craniofac J, 1999, 36(5):391–397.

[45] Grayson BH, Maull D. Nasoalveolar molding for infants born with clefts of the lip, alveolus, and palate. Clin Plast Surg, 2004, 31 (2): 149–158, vii .

[46] Da Silveira AC, et al. Modified nasal alveolar molding appliance for management of cleft lip defect. J Craniofac Surg, 2003, 14(5):700–703.

[47] Parapanisiou V, et al. Oral health status and behaviour of Greek patients with cleft lip and palate. Eur Arch Paediatr Dent, 2009, 10(2):85–89.

[48] Miller CK. Feeding issues and interventions in infants and children with clefts and craniofacial syndromes. Semin Speech Lang, 2011, 32(2): 115–126.

[49] Ramos-Gomez FJ, et al. Minimal intervention dentistry: part 3. Paediatric dental care-prevention and management protocols using caries risk assessment for infants

and young children. Br Dent J, 2012, 213(10):501-508.

[50] Crall JJ. Development and integration of oral health services for preschool-age children. Pediatr Dent, 2005, 27(4):323–330.

[51] Barbers BC, Rojas AC. Effects of combined toothbrushing and sweet diet limitation in dental caries prevention in a school setting after two-and-a-half years. J Philipp Dent Assoc, 1986, 36(1):3–9.

[52] Haring FN. Dental development in cleft and noncleft subjects. Angle Orthod, 1976, 46(1):47–50.

[53] Ribeiro LL, et al. Dental development of permanent lateral incisor in complete unilateral cleft lip and palate. Cleft Palate Craniofac J, 2002, 39(2):193–196.

[54] Qureshi WA, Beiraghi S, Leon-Salazar V. Dental anomalies associated with unilateral and bilateral cleft lip and palate. J Dent Child (Chic), 2012, 79(2):69–73.

[55] Lucas VS, et al. Dental health indices and caries associated microflora in children with unilateral cleft lip and palate. Cleft Palate Craniofac I, 2000, 37(5):447–452.

[56] Johnsen DC, Dixon M. Dental caries of primary incisors in children with cleft lip and palate. Cleft Palate J, 1984, 21(2):104–109.

[57] Bokhout B, et al. Incidence of dental caries in the ptimary dentition in children with a cleft lip and/or palate. Caries Res, 1997, 31(1):8–12.

[58] Helms JA, Speidel TM, Denis KL. Effect of timing on long-term clinical success of alveolar cleft bone grafts. Am I Orthod Dentofacial Orthop, 1987, 92(3):232–240.

[59] Troxell JB, Fonseca RJ, Osbon DB. A retrospective study of alveolar cleft grafting. J Oral Maxillofac Surg, 1982, 40(11):721–725.

[60] El Deeb M, et al. Canine eruption into grafted bone in maxillary alveolar cleft defects. Cleft Palate J, 1982, 19(1):9–16.

[61] Sharma S, et al. Secondary alveolar bone grafting: radiographic and clinical evaluation. Ann Maxillofac Surg, 2012, 2(1):41–45.

[62] Nwoku AL, et al. Retrospective analysis of secondary alveolar cleft grafts using lilac of chin bone. J Craniofac Surg, 2005, 16(5):864–868.

[63] Dewinter G, et al. Dental abnormalities, bone graft quality, and periodontal conditions in patients with unilateral cleft lip and palate at different phases of orthodontic treatment. Cleft Palate Craniofac J, 2003, 40(4):343–350.

[64] Semb G, Ramstad T. The influence of alveolar bone grafting on the orthodontic and prosthodontic treatment of patients with cleft lip and palate. Dent Update, 1999, 26(2):60–64.

[65] Rosen MS, Bzoch KR. The prosthetic speech appliance in rehabilitation of patients with cleft palate. J Am Dent Assoc, 1958, 57(2):203–210.

[66] Tachimura T, Nohara K, Wada T. Effect of placement of a speech appliance on levator veli palatini muscle activity during speech. Cleft Palate Craniofac J, 2000, 37(5):478–482.

[67] Raju H, Padmanabhan TV, Narayan A. Effect of a palatal lift prosthesis in individuals with velopharyngeal incompetence. Int J Prosthodont, 2009, 22(6):579–585.

[68] Raj N, Raj V, Aeran H. Interim palatal lift prosthesis as a constituent of multidisciplinary approach in the treatment of velopharyngeal incompetence. J Adv Prosthodont, 2012, 4(4):243–247.

[69] Premkumar S. Clinical application of palatal lift appliance in velopharyngeal incompetence. J Indian Soc Pedod Prey Dent, 2011, 29(6 Suppl 2):S70–73.

[70] Ross RB. Treatment variables affecting facial growth in complete unilateral cleft lip and palate. Cleft Palate J, 1987, 24(1):5–77.

[71] de Barros Ferreira Jr S, et al. Survival of dental implants in the cleft area–a retrospective study. Cleft Palate Craniofac J, 2010, 47(6):586–590.

[72] Wermker K, et al. Dental implants in cleft lip, alveolus, and palate patients: a systematic review. Int J Oral Maxillofac Implants, 2014, 29(2):384–390.

[73] Shah CP, Wong D. Management of children with cleft lip and palate. Can Med Assoc J, 1980, 122(1): 19–24.

[74] Lin FH, Wang TC. Prosthodontic rehabilitation for edentulous patients with palatal defect: report of two cases. J Formos Med Assoc, 2011, 110(2): 120–124.

[75] Slow KK, et al. Satisfaction of orthognathic surgical patients in a Malaysian population. J Oral Sci, 2002, 44(3-4): 165–171.

[76] Wolford LM, et al. Orthognathic surgery in the young cleft patient: preliminary study on subsequent facial growth. J Oral Maxillofac Surg, 2008, 66(12):2524–2536.

[77] Kumari P, et al. Stability of Cleft maxilla in Le Fort I Maxillary advancement. Ann Maxillofac Surg, 2013, 3(2): 139–143.

[78] Bill J, et al. Orthognathic surgery in cleft patients. J Craniomaxillofac Surg, 2006, 34 Suppl 2:77–81.

[79] Waldron JM, et al. Cleft-affected children in Mayo: 1999-2007. J Ir Dent Assoc, 2011, 57(6):316–318.

[80] Meazzini MC, et al. Long term follow-up of UCLP patients: surgical and orthodontic burden of care during growth and final orthognathic surgery need. Cleft Palate Craniofac J, 2013, 7. (Epub ahead of print).

[81] Guven O, et al. Surgical and prosthetic rehabilitation of edentulous adult cleft palate patients by dental implants. J Craniofac Surg, 2010, 21 (5): 1538–1541.

[82] de Santis D, et al. Zygomatic and maxillary implants inserted by means of computer-assisted surgery in a patient with a cleft palate. J Craniofac Surg, 2010, 21 (3):858–862.

[83] Guven O. Rehabilitation of severely atrophied mandible using free iliac crest bone grafts and dental implants: report of two cases. J Oral Implantol, 2007, 33(3): 122–126.

[84] Laine J, et al. Rehabilitation of patients with congenital unrepaired cleft palate defects using free iliac crest bone grafts and dental implants. Int J Oral Maxillofac Implants, 2002, 17(4):573–580.

[85] Pegelow M, Alqadi N, Karsten AL. The prevalence of various dental characteristics in the primary and mixed dentition in patients born with non-syndromic unilateral cleft lip with or without cleft palate. Eur J Orthod, 2012, 34(5):561–570.

[86] Kuijpers MA, et al. Incidental findings on cone beam computed tomography scans in cleft lip and palate patients. Clin Oral Investig, 2014, 18(4): 1237–1244.

[87] Devan MM. Biological demands of complete dentures. J Am Dent Assoc, 1952, 45(5):524–527.

[88] Murthy J, Seudhilnathan S, Hussain SA. Speech outcome following late primary palate repair. Cleft Palate Craniofac J, 2010, 47(2):156–161.

[89] Bridgeman JT, et al. Comparison of titanium and cobalt-chromium removable partial denture clasps. J Prosthet Dent, 1997, 78(2):187–193.

[90] Bartonova, et al. Long-term stability of prosthetic treatment of oronasal and oroantral communications. Acta Chir Plast, 2005, 47(3):85–91.

[91] Freitas JA, et al. Rehabilitative treatment of cleft lip and palate: experience of the Hospital for Rehabilitation of Craniofacial Anomalies/USP (HRAC/USP) -part 4:oral rehabilitation. J Appl Oral Sci, 2013, 21(3):284–292.

[92] Bidra AS. Esthetic and functional reha-bilitation of a bilateral cleft palate patient with fixed prosthodontic therapy. J Esther Restor Dent, 2012, 24(4): 236–244.

[93] Hochman N, et al. Functional and esthetic rehabilitation of an adolescent cleft lip and palate patient. Quintessence Int, 1991, 22(5):401–404.

[94] Krieger O, et al. Failures and complications in patients with birth defects restored with fixed dental prostheses and single crowns on teeth and/or implants. Clin Oral Implants Res, 2009, 20(8):809–816.

[95] Pjetursson BE, Lang NP. Prosthetic treatment planning on the basis of scientific evidence. J Oral Rehabil, 2008, 35 Suppl 1:72–79.

[96] Kaufman FL. Managing the cleft lip and palate patient. Pediatr Clin North Am, 1991, 38(5): 1127–1147.

[97] Kuttenberger J, Ohmer JN, Polska E. Initial counselling for cleft lip and palate: parents' evaluation, needs and expectations. Int J Oral Maxillofac Surg, 2010, 39(3):214–220.

[98] Pourebrahim N, et al. A comparison of tissueengineered bone from adipose-derived stem cell with autogenous bone repair in maxillary alveolar cleft model in dogs. Int J Oral Maxillofac Surg, 2013, 42(5):562–568.

[99] Gimbel M, et al. Repair of alveolar cleft defects: reduced morbidity with bone marrow stem cells in a resorbable matrix. J Craniofac Surg, 2007, 18(4):895–901.

[100] Strauss RP. The organization and delivery of craniofacial health services: the state of the art. Cleft Palate Craniofac J, 1999, 36(3):189–195.

[101] Matsuo A, et al. Osteogenic potential of cryopreserved human bone marrow-derived mesenchymal stem cells cultured with autologous serum. J Craniofac Surg, 2008, 19(3):693–700.

索引